70歳からの人生を豊かにする

不調がどんどん消えていく

律神経の整え方

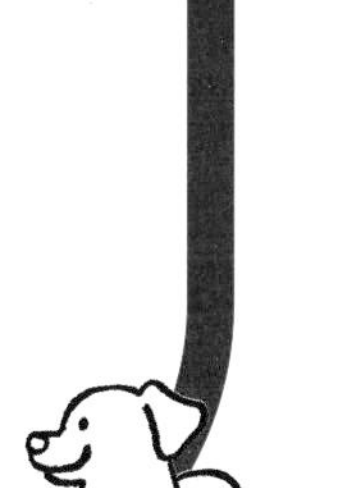

順天堂大学医学部教授
小林弘幸

高橋書店

はじめに

「自律神経」という言葉を聞いたことはあっても、実際、体でどのような働きをしているのか、はっきりと答えられる人は少ないと思います。心臓や胃のように、体のここにあるよと確かめられるわけでもなく、日常で自律神経を感じられる瞬間もありません。

しかし、自律神経が私たちの心身の好不調に大きく関わっていることは、あらゆる研究が認めているところです。そして、自律神経をよく働かせるための方法もかなりわかってきています。

私は、定年などで暮らしぶりが大きく変わる世代の方々にこそ、自律神経について知っていただきたいと常々思ってきました。なぜなら、自律神経を整えることが、これからの人生を楽しむ土台となるからです。

「行動することが生きることである」との言葉を残したのは、98歳まで生きた作家の宇野千代さんです。行動するからこそ「心に張りがもてる」とも言っています。まさに、その通りだと私も思います。

本書では、行動するために必要な好奇心や前向きな気持ちを取り戻すところからスタートし、自律神経を整える日々の技もお伝えしています。これらに取り組んで自律神経が整うと、気持ちは前向きになり、体調も上向いて、動きたいときに動ける自分へと変わっていけるはずです。行動できる自分になって、新しい自分史をスタートさせましょう。

小林弘幸

健康長寿のカギは
自律神経が
握っている

体を根本から元気にしたいなら、自律神経を整えることが最短にして最善

「足腰が痛くて動くのが億劫」「倦怠感がひどくて、何もやる気が起こらない」「手足が冷えてつらい」

毎日、何かしら不調を感じていても、〝年だから仕方ない〟。そんなふうに考えて、諦めてはいませんか？

あるいは、不調から脱するために、痛いところに湿布を貼ったり、サプリメントを飲んだりと前向きに行動している方もいらっしゃると思います。

しかし、残念ながら、湿布やサプリメントでは、根本的な解決にはなりません。

皆さんは、真の健康とは、どんな状態だと考えるでしょうか。

「健康とは、質のいい血液が体のすみずみに行き渡っている状態」

健康とは何ですかと問われたとき、私はいつもこう答えます。

質のいい血液には、人体を構成するおよそ37兆個の細胞が必要とする、酸素や栄養素が含まれています。これを体のすみずみまで届けることができれば、細胞は本来の機能を果たすことができ、健康な状態を維持できます。

では、体のすみずみに血液を行き渡らせるために必要なものは何でしょうか。そうです。滞りのない血液の流れ、つまり、血流です。

そして、その血流をコントロールしているのが、すべての血管に沿うように全身に張り巡らされている「自律神経」なのです。

自律神経は、体と心を健やかに保つコントロール役

私たちが、立ちたいと思ったときに立ち上がり、座りたいと思ったら座る動作にスムーズに移れるのは、運動神経の働きのおかげです。

それでは、同じ神経と名の付く自律神経はどうでしょう。自律神経が担うのは、血流、体温の調節、呼吸、内臓の働きのコントロールなどで、これらは自分の意思ではどうにもできないものばかりです。そのうえ、生命維持に欠かせない、人体にとってとても重要な機能ばかりということにお気づきでしょうか。

生命維持を担当する重要な神経だからこそ、自律神経は24時間無休の自動運転で、体が快適さを保てるように働き続けています。

もし、自律神経の働きが乱れてしまうと、体はどうなるでしょうか。血流や内臓の働きが悪くなれば、手足の冷え、食欲不振、便秘、肩こり、腰痛など、それぞれが自覚しているであろう体の弱い部分に不調となってあらわれます。

反対に考えると、どこかに不調を感じているときは、自律神経が乱れているよ、という体からのサインです。湿布やサプリメントでは根本から不調を改善していくことは難しく、根本から解決したいと願うのであれば、自律神経を整えるような行動をとることが必要なのです。

自律神経には、アクティブな「交感神経」とリラックスの「副交感神経」がある

自律神経には、日中をアクティブに過ごすための「交感神経」と、夕方以降をリラックスして過ごすための「副交感神経」の2種類があります。

車で例えるなら、交感神経がアクセルで、副交感神経がブレーキです。

日中、活動する時間帯には交感神経がメインで働いていますが、お茶を飲みながらほっとひと息つくようなときには、副交感神経がやや優位に働きます。

このように、自律神経はその時々の状況に応じて自動で切り替わり、私たちの体が常に心地いいようにコントロールしてくれているのです。

緊張する場面では、ドキドキと心臓の鼓動が速くなり、呼吸はハァハァと浅く、場合によっては汗が吹き出してくることもありますね。それは、血管を収縮させる働きのある交感神経が優位になったことによってもたらされる体の変化です。

高齢者に多い自律神経のパターン

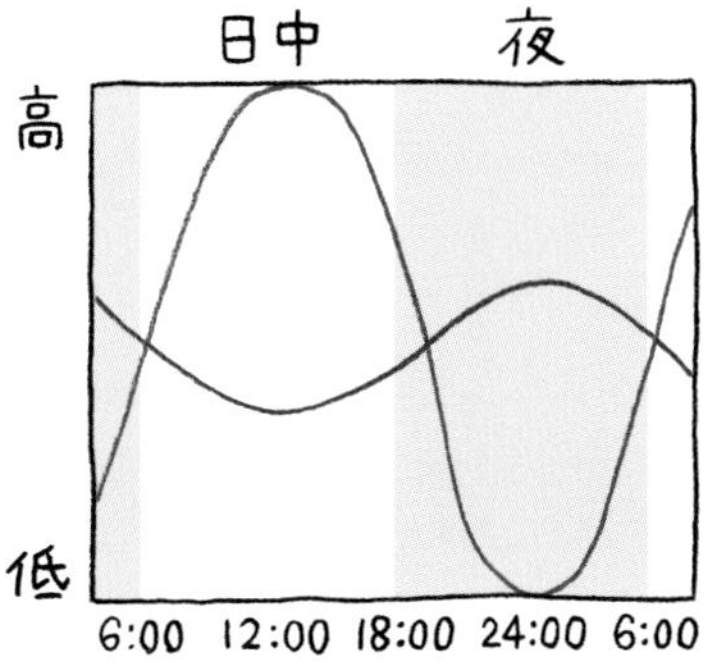

交感神経高すぎ型

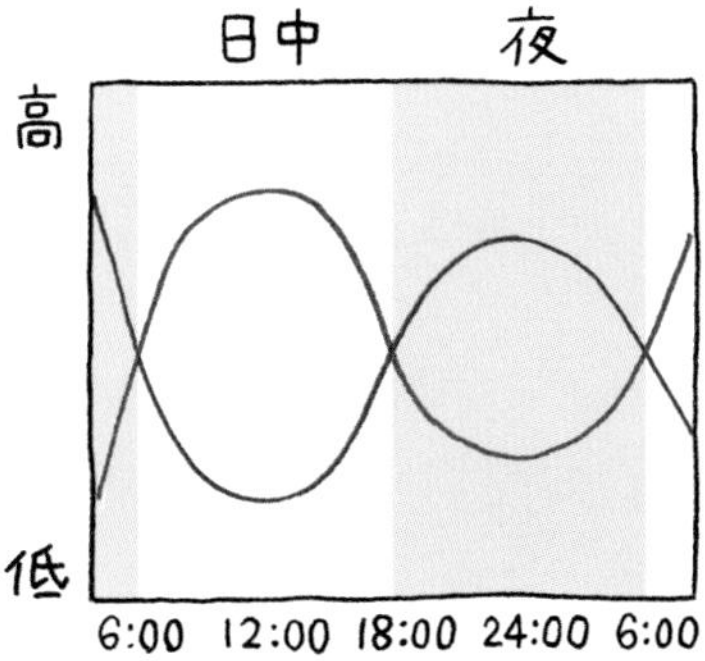

総合力ダウン型

理想的な自律神経のパターン

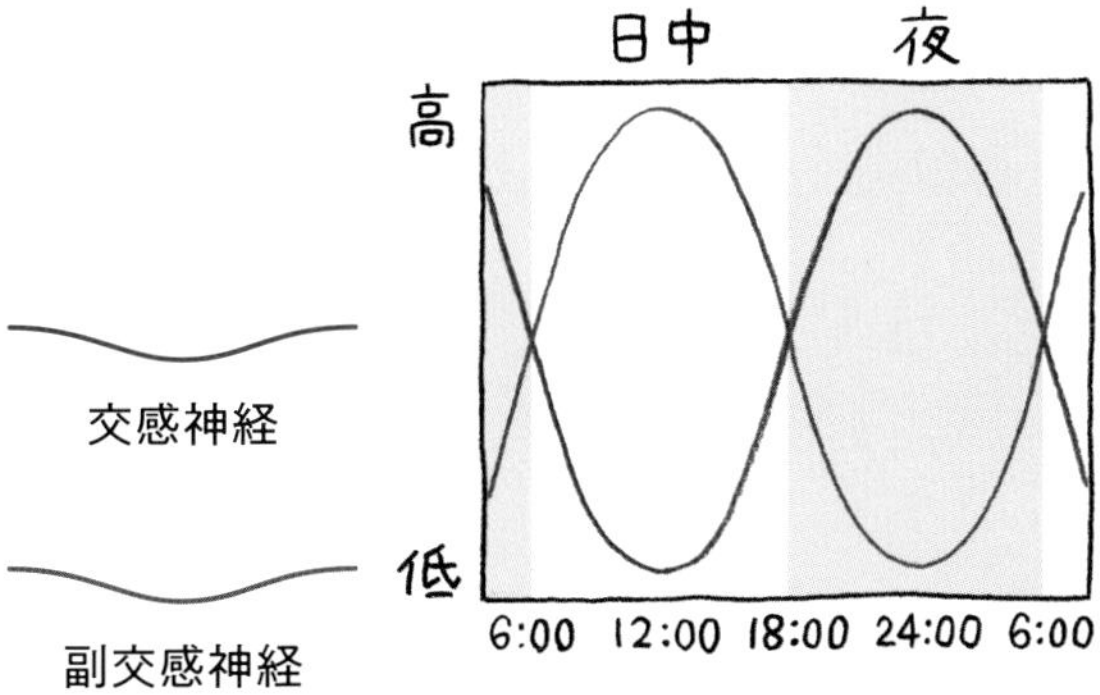

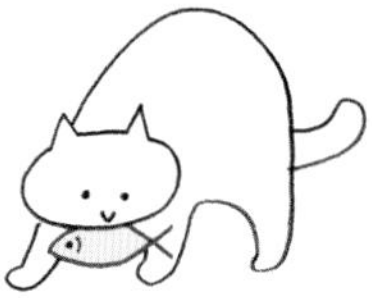

何も手を打たなければ自律神経の働きは10年で15％ずつ低下する

自律神経は、交感神経と副交感神経がほぼ1対1のバランスで、その総合力が高いレベルで安定して働いている状態が理想です。イメージとしては、天秤の釣り合いが取れていて、場面に応じて一時的にどちらかにやや傾くものの、自然と釣り合いの取れた状態に戻っているような感じです。

総合力が高いレベルというのは、車のガソリンが満タンのときのようにいつでも動き出せるスタンバイができていて、ガス欠になる心配もなく、本来備わっている性能が１００％発揮できるような状態です。

しかし残念ながら、何の働きかけもせずに自律神経を理想のバランスに保っていられれるのは、若いうちだけです。私たちの研究チームの調査では、男性は30歳、女性は40歳から副交感神経の働きが低下し始め、その後は年15%ずつくらい低下していくことがわかっています。

20代の頃は、夜更かしなどの無理をして自律神経が乱れても副交感神経がよく働いてリカバリーしてくれていたのが、加齢によって副交感神経の働きが落ちていくとリカバリーが追いつかなくなり、結果、自律神経のバランスは乱れたままになってしまうのです。

交感神経の働きは年を重ねても極端に下がることがありません。しかし、副交感神経が下がり続けることによって相対的に交感神経の働きが上がり、そのまま何も手を打たずに過ごしていれば、自律神経のバランスの乱れは年々ひどくなっていくというのが現実です。

痛みやだるさは自律神経の働きが乱れているサイン

副交感神経の働きが下がった状態が長く続くと、血管が収縮している時間も長くなるために、肩こりや腰痛、関節痛などの痛みが出やすくなります。また、イライラしやすくなる、手足の冷えを強く感じるようになる、便秘がちになるなどの不調を感じる人もいるでしょう。

日中の活動量が減る、あるいは、日常的に副交感神経を上げるような働きかけをしないままでいると、副交感神経が下がりすぎてしまうことがあります。すると、頭がすっきりとせずぼーっと過ごす時間が増え、気分が落ち込みやすくなったりうつっぽくなったりする人もいます。やる気が出ないのでいつまでたっても活動量が上がらず、さらに副交感神経が下がり……という負のループに陥ることもめずらしくありません。

高齢になると体温調節がうまくできなくなって寒がりになったり、気温が30度を超えるような日でも汗をかきにくくなったりするのは、自律神経の働きが全体的に衰えていることが原因です。また、副交感神経の働きが落ちて交感神経が優位になりがちなことから、せっかちになったり怒りっぽくなったりする人も少なくありません。

がん、認知症、生活習慣病と自律神経の関係は深い

交感神経が強く働くと、血管が収縮して血液の流れが堰き止められ、血流が悪くなります。副交感神経が下がりすぎると自律神経のバランスが大きく崩れ、血管は弛緩して流れが悪くなり、まるでヘドロの溜まった川のように血液がドロドロになることによって血流が妨げられます。

つまり、自律神経のバランスが乱れ、交感神経、副交感神経の偏りが大きくなればなるほど血液の流れは悪くなり、全身の細胞に必要な酸素や栄養素が届かなくなります。

人間の体は細胞の塊ですから、その細胞が元気に働けない状態が続けば、当然、老化は加速します。

たとえば認知症は、脳の血流不足によって引き起こされることが指摘されています。生活習慣病は、基礎代謝の落ちる40代以降から増え始めますが、代謝というのはつまり、血液によって運ばれてきた栄養などを細胞が取り込み、不要な排出物を血液が回収していくシステムのことですから、血流の低下が引き金になっていることは間違いないでしょう。

そして、日本人の死因1位であるがんは、血流の悪化によって免疫細胞が体中に行き渡らなくなることが大きな要因のひとつだと考えられます。

さまざまな病気の原因を突き詰めていくと、必ずといっていいほど血流の問題があります。

そして、その血流をコントロールしているのは、自律神経です。

自律神経の乱れによって引き起こされる不調

交感神経が過剰に働き続けると…

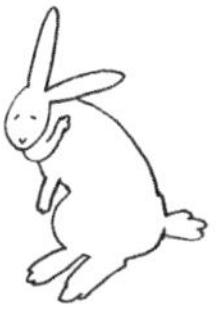

- 肩こり、腰痛、関節痛、緊張型頭痛など痛み系の不調が出やすくなる
- 手足の冷えを強く感じる
- 便秘がちになる
- 高血圧、糖尿病、高脂血症など生活習慣病のリスクが高まる
- 認知症のリスクが高まる
- せっかちになったり、怒りっぽくなったりする

副交感神経の働きが下がりすぎると…

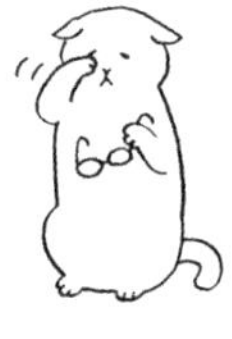

- 気分が落ち込んだり、不安になったりする
- 倦怠感を強く感じる
- やる気や意欲が失われる

自律神経の総合力が下がると…

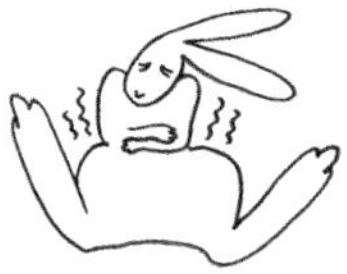

- 体温調節がうまくできない
- 寒がりになる
- 汗をかきにくくなる
- 喉や目の渇きを感じやすくなる

少なくとも、今、大きな病気を発症していないのであれば、自律神経の働きが低下するスピードを可能な限り緩やかにすることが重要ですし、できることなら、本書で紹介しているような働きかけを行って、自律神経の働きを上向かせるようにしていくことが病気を遠ざけるためにとても重要なのです。

ほんの小さな心がけで自律神経の働きは高められる！

自律神経は、24時間無休の自動運転だと先にお伝えしました。自分の体に備わった機能でありながら、私たちは自律神経のスイッチを直接操作することはできません。

しかし、私が30年ちかく続けてきた研究によって、呼吸や五感などからの働きかけによって、自律神経の乱れを整えたり、その働きを向上させたりできることがわかってきています。

そして、自律神経の測定をしていると、ゆっくりとした深い呼吸を繰り返すことで副交感神経のスイッチが入り、働きが高まることが確認できます。

深呼吸をする。そんな簡単なことでも自律神経は整うのですから、専門家である私の立場からすれば、やらないほうが損！ というのが本音です。

「あれ？ 今日はなんか調子が悪いな」「いつもはスルーできることにイラッとするな」「頭がすっきりしないな」

いつもと違う何かを感じたら、まずは深呼吸。そんな意識がもてると、自律神経が衰えるスピードを緩やかにしていくことができるでしょう。

現在の日本では、自分の意思である程度行動できる健康寿命と、病気や寝たきりで過ごす時間も含めた平均寿命の間には、約10年の差があります。その差を少しでも縮めて、人生の後半を自分らしく生き抜くために、不調をなくし自律神経をいたわるような生活をぜひ送っていきましょう。

自律神経の働きを高める心と習慣の整え方

自律神経の働きを今より上向かせ、いい状態でいられる日を増やすことができるように、本書では3つの章に分けて大切なことをお伝えしていきます。

第1章と第2章では、心へのアプローチと日々の生活の中で実践できる自律神経を整えるための小技を紹介しています。ご自身がストレスを感じずにできそうな項目から取り組んでみてください。

第3章は自律神経と関係の深い、腸内環境を整えるための方法と睡眠について紹介しています。こちらは、長期的に取り組んでいただきたい内容になるので、できることから始めて、その効果があらわれたらまた次の何かに取り組むということを繰り返してみてください。

〔第1章〕 眠っているやる気を目覚めさせる自律神経の習慣

誰でも加齢とともに副交感神経の働きが下がり、やる気を奪われがちになります。だからこそ、心へのアプローチが大切。まずは自分の中に眠っていたやる気を目覚めさせていきましょう。

〔第2章〕 生活を豊かにしよう！ 自律神経を整える10の技

やる気が目覚めたあなたにとっては、こちらで紹介する10のカンタン習慣を実践するハードルはかなり低くなっているはず。興味を引いたもの、できそうと感じたものから取り組んでみましょう。

〔第3章〕 腸活と睡眠で元気と幸せを底上げする

自律神経と深く関わっている腸内環境の改善にも目を向けましょう。自律神経と腸内環境を健やかに保つために必要な質のいい睡眠についてもお伝えしていきます。

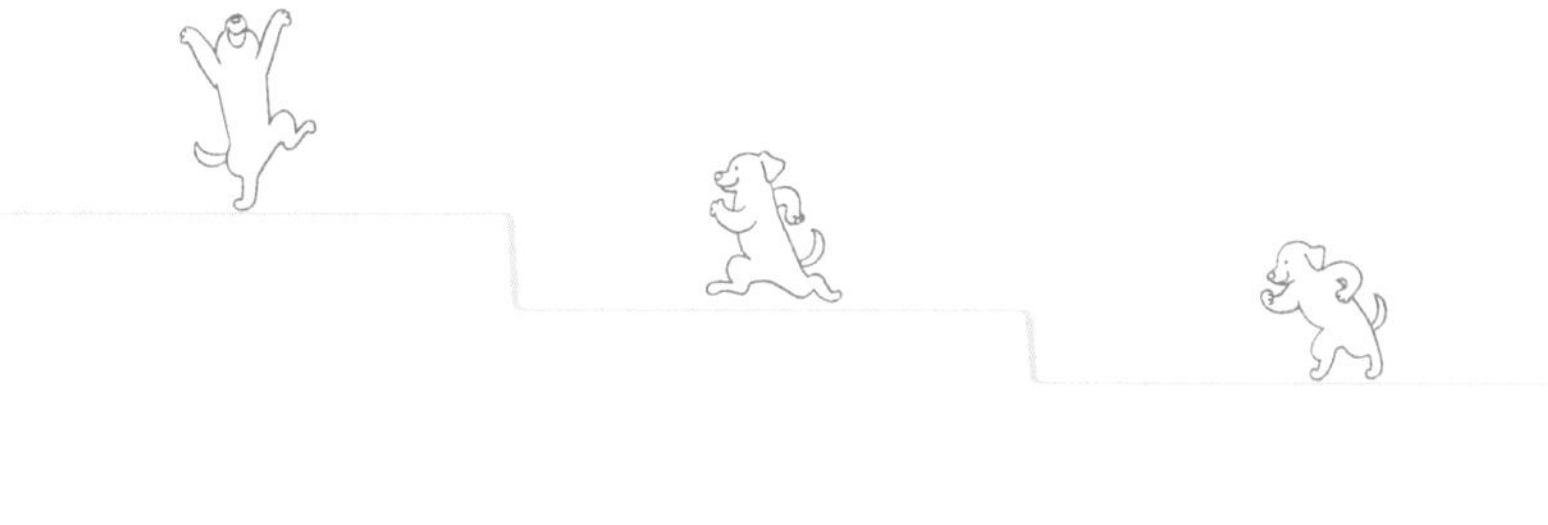

70歳からの人生を豊かにする

不調がどんどん消えていく

自律神経の整え方

編集・構成……今富夕起
イラスト……篠本映
装丁デザイン……鈴木大輔（ソウルデザイン）
本文デザイン……佐藤潤
DTP……畑山栄美子（有限会社エムアンドケイ）
校正……鷗来堂

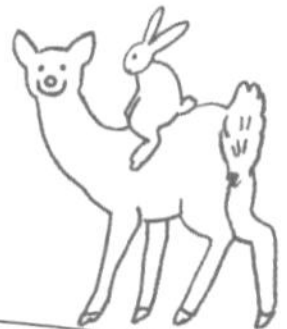

第1章　眠っているやる気を目覚めさせる自律神経の習慣……25

第2章

不調をふっとばそう！ 健康で長生きのカギ、自律神経を整える10の技

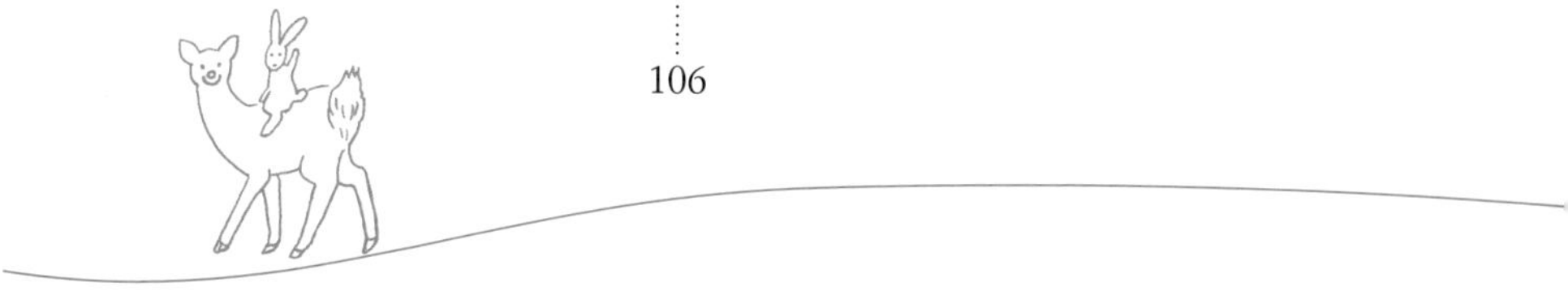

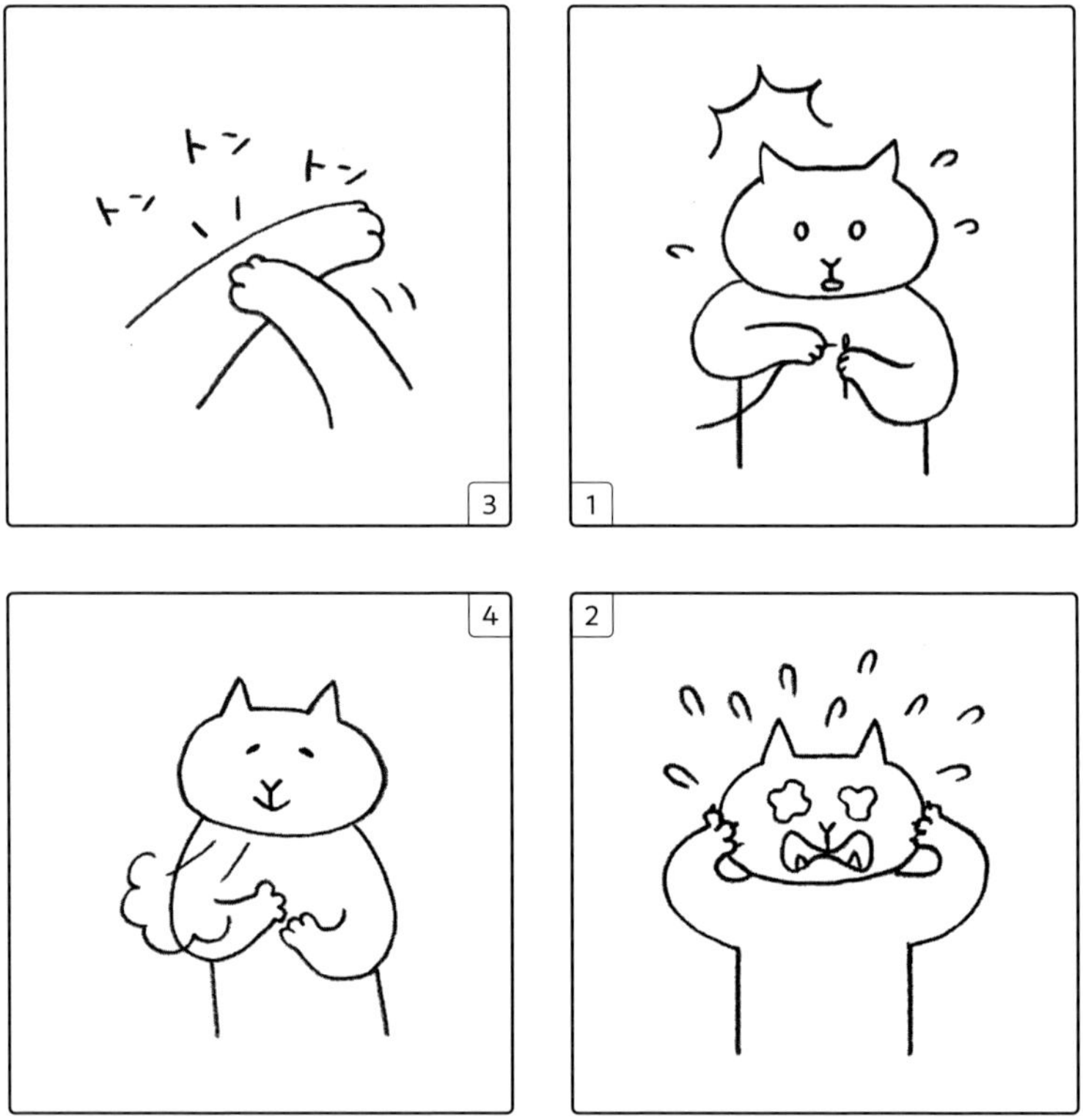

こんなときに実践!

- 些細なことにもイライラ
- 落ち着きがなくソワソワ
- 緊張してドキドキ

落ち着きを取り戻す「手首タッピング」

手首の甲側を２本の指でトントントントンと「タッピング」してみましょう。コツは、ごく軽い力で、ご自身が心地よいと感じる規則的なリズムでトントンとたたくことです。一定のリズムが副交感神経を高めるのに役立ち、気持ちを落ち着けてくれます。

第1章

眠っているやる気を目覚めさせる自律神経の習慣

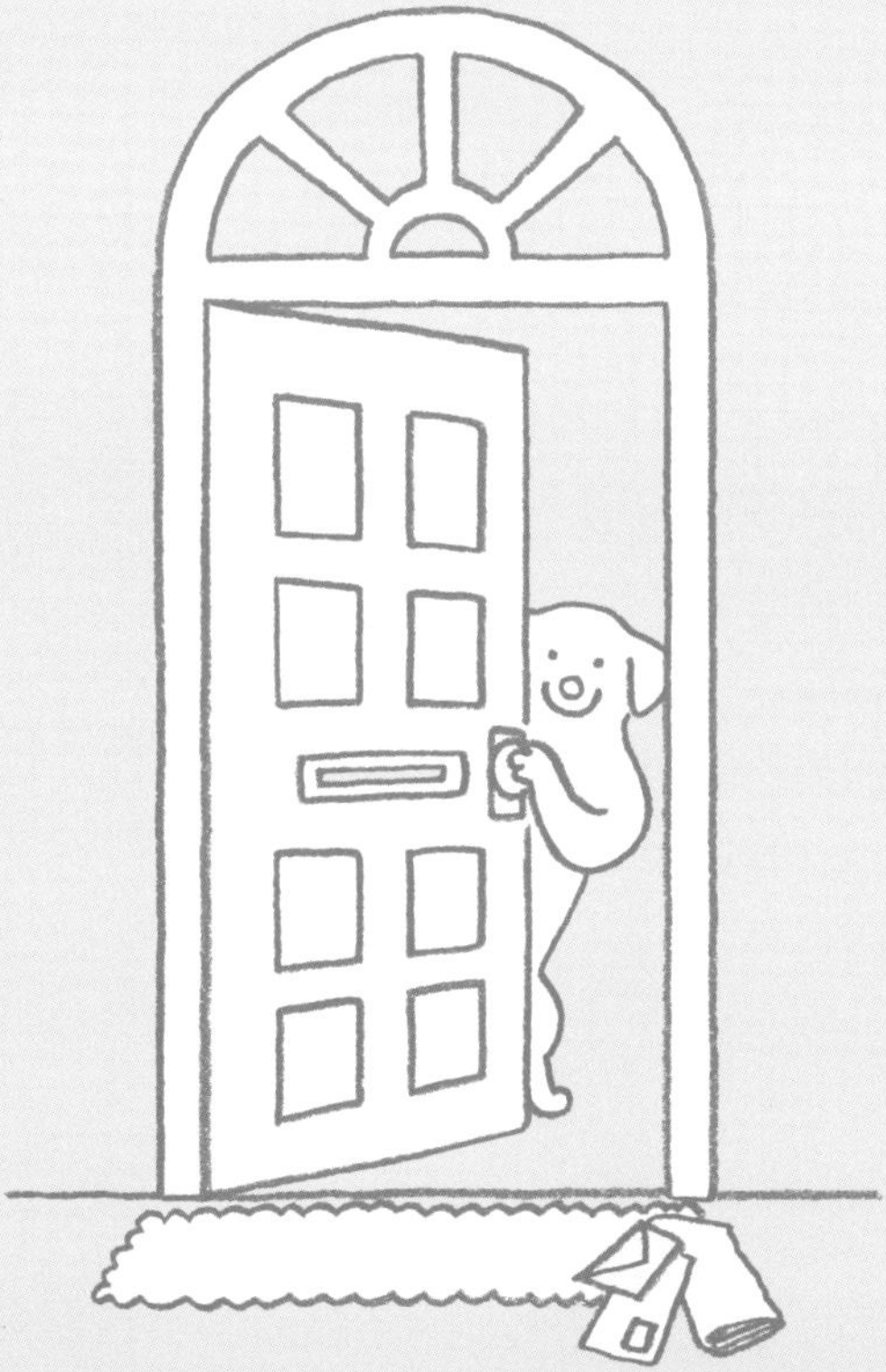

やる気のカギを握る副交感神経を上げて人生の最後まで歩ける自分になる

「もう年だから」「いまさらやっても」「新しいことを始めるなんて億劫」考えるよりも先に、つい口から出てしまう言葉だと思います。でも、考えてみてください。日本人の平均寿命は男性がおよそ81歳、女性はおよそ87歳。私たちの未来はまだまだ先が長いのです。

現在70歳の人だとしても、10年以上もの時間があります。健康の土台である、自律神経が働きやすい環境をいかに作っていけるかで、この先10年間の生活のしやすさ、充実度が変わってきます。

誰だって、人生の最後まで自分の足で歩き、できるだけ自立した生活がしたいと望んでいることでしょう。

その実現のために自律神経が大切だと頭で理解はしても、いざ、行動に移そうとなった途端に面倒に感じてしまうのではないでしょうか。

でも、それはあなたのせいではありません。誰でも、加齢とともにリラックスモードの副交感神経の働きが落ち、やる気を出すのが難しくなってしまうのです。

だからこそ、65歳を過ぎたら、あの手この手でやる気を刺激してあげなければならないのです。ご安心ください。誰の心の中にも、好奇心は存在し続けています。今はただ、自分の中で眠っているだけ。それが仮眠の人もいれば、冬眠状態の人もいるでしょう。でも、さまざまな角度からアプローチすることで、目覚めるタイミングが必ずやってきます。

そうなればしめたもの。人生の後半がカラフルに輝き出します。

65歳を過ぎたら、人のためより、自分のために

子どもやパートナーのため、両親のため、会社や社会の役に立つために。

これまで、誰かのためにたくさん頑張ってきましたよね。それが社会で生きるということなのかもしれませんが、人生の後半戦くらい、自分のために生きてみてもいいとは思いませんか?

私自身、これまでの人生を振り返ったとき、自分を最優先にして生きた時間は、実はあまり多くない気がしています。しかし、定年を迎えた、あるいは65歳を過ぎたら、もう、誰かのために生きるのは卒業です。

人生の後半戦は、〝自分〟を主人公にして生きる

定年を迎えると環境が大きく変わります。通勤はなくなり、同僚と軽口もたたけません。これまで会話が多くなかったご夫婦にとっては、家でふたりきりの時間が増えることにとまどうかもしれませんね。誰にとっても環境の変化は、良くも悪くもストレスです。そして、ストレスは自律神経を疲弊させる大きな要因です。

ストレスをはねのけるために必要なのは、〝わくわく〟した気持ち。そして、わくわくを生み出すのは、自分の中にある「好き」「楽しい」といった感情です。長い間、封印してきたわくわくをたたき起こすのに、少し時間がかかる人もいるかもしれません。でも、65歳を過ぎたら、自分の好きや楽しいを探すことに時間を費やして、常にわくわくしている自分でいてほしいのです。

65歳以降の自律神経の整え方でもっとも重要なのは、放っておくと下がる一方の副交感神経をいかに上げるかです。副交感神経が下がりきった状態で心は動きません。わくわくは、自律神経のバランスを整える準備ができたという大切なサインです。

「年だから」「めんどうくさい」「いまさら」は、封印する

年を重ねるほど新しいことを受け入れにくくなり、暮らしの中でわくわくする瞬間が減っていくのは、副交感神経が下がりすぎたことによってリラックスを通り越し、気力を奪われているからです。ふかふかのソファに座ってひと休みするつもりが、気づいたときには体が埋もれてしまって立ち上がれずにいるような状態です。

「もう年だから」「めんどうだからまた今度」「いまさらやっても」

つい口をついて出るこれらの言葉は、副交感神経を下げる手助けをしているようなもの。そのままでは、この先の10年20年を惰性で生きることになってしまいます。

未来の自分が、今の自分に声をかけるとしたら？

思い出してみてください。50歳になったとき「もう50か」と思いましたよね。でも10年後60歳を迎えたときには「50歳なんて若かった」と思いませんでしたか？　その感覚は、きっとこれから先も同じです。**80歳の自分から見たら、60歳や70歳の自分は充分に若く、できることがまだたくさんある**はずです。

同級生と話していると、「あのころはよかったよな」などと過去の思い出話ばかりする人がいる一方で、「現役を引退してからヨガのインストラクターの資格を取って今も忙しくしている」という人もいます。どう生きるかは、自分の心ひとつです。

「年だから」「めんどう」「いまさら」を封印するためには、**過去の自分と比較するのはやめて、未来の自分からアドバイスをもらうような気持ちで生きる**ことです。

誰でも80歳を過ぎれば、足腰が弱ってくるものです。そのときの自分が今の自分を見たら、一体、なんと言葉をかけるでしょうか。「ふかふかのソファに体を預けている場合じゃないぞ！　まだまだやれるぞ！」そんな言葉が聞こえてきませんか？

「やりたいことリスト」を書くとわくわくが見つかる

今を生きている自分をわくわくさせるためには、新しい風を吹かせる必要があります。しかし、いきなり重い腰が上がるわけもありません。そこで、**わくわく生きる準備体操のつもりで、「やりたいことリスト」を作成していきましょう。**

まず、紙とペンを用意します。手書きには呼吸を安定させて自律神経のバランスを整える効果があるので、めんどうくさがらずに準備をしてくださいね。

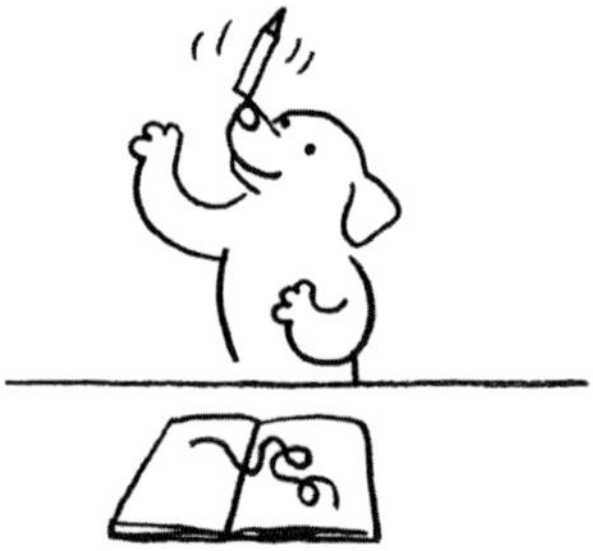

では、質問です。「行ってみたい場所はどこですか？（近所でも遠方でも）」「会いたい人は？（友人でも有名人でも）」「やってみたいことはなんですか？（実現の可否はいったん無視して、なんでも！）」。パッと思いついたことを片っ端からメモしましょう。

どれもピンとこなかった人は、次の質問に進みましょう。

「子どもの頃、夢中になった遊びは？」「繰り返し読んだ本、レコードが擦り切れるほど聴いた歌は？」「思い出の場所は？」「一緒に遊んだ友だちや仲間は？」

メモを眺めながら懐かしさに浸りたいところではありますが、私たちは今、未来に向けてわくわくを探している最中です。心を〝今、この瞬間〟に引き戻し、あらためてメモを眺めたときにどんな思いや感情が湧き上がってくるでしょうか。

「子どもの頃に遊んだ場所を訪ねてみたい」「大好きだったあの曲をピアノで弾いてみたい」「そういえば、きれいな字を書きたかった」など、心に浮かんだことをどんどん書き加えていきましょう。それこそが、あなただけの「やりたいことリスト」です。**手元にあるそのリストは、この先10年をわくわくと楽しんで生きるための財産**です。

期限という小さなハードルを乗り越えた、達成感を味わう

「やりたいことリスト」が書けるとそれだけで達成感がありますよね。でも、そこで満足していては、これまでの生活と何も変わりません。

「やりたい」を「できた！」「やったぞ！」に変えていくためのポイントは、期限をつけることです。**やりたいことに期限を設けると、それが目標になります。**

人生に目標があれば、毎日を漫然と過ごすことが減り、生活に活気が出てきますよね。すると、下がりきっていた副交感神経が刺激される機会が増えて、自律神経のバランスが改善していきます。

やりたいことを分解すると、実現までの道筋が見えてくる

やりたいことの内容によって、すぐにできることから、２〜３ヵ月以上かかりそうなことまであると思います。もし、やりたいことリストがたくさんの言葉で溢れていたら、期限を考えながら10個くらいに絞り込みましょう。それらをまずは、「２週間以内にやること」「１ヵ月くらいでできること」「２〜３ヵ月、時間をかけて取り組むこと」など、短期・中期・長期に分けてリスト化します。

期限をつけるときのポイントは、実現への道のりをスモールステップで考えることです。例えば、「庭に新しい花を植えたい」のであれば、向こう1週間の晴れた日に苗を買いに行こうと予定を立てればいいですが、「いつか話せるようになりたかった英会話を習いたい」となると、実現へのハードルはぐんと上がりますよね。そんなときは、２週間後までに情報を集める、１ヵ月後までに見学に行く、２ヵ月後にはレッスンをスタート。そんなふうにやるべきことを細かく区切ると頭の中が整理され、一つひとつをクリアしたときに達成感を味わえてさらにやる気が湧いてきますよ。

やる気が出ないときは、空を見上げてみる

やりたいことがあるのに、やる気が出ない。なんだか矛盾しているように感じますが、生きていたらこういう日が絶対にあります。自律神経は天気の影響も受けるので、実際には、365日元気に過ごすことのほうが難しいのです。

やる気が出ない日があるのは当たり前。ですが、自発的なやる気に任せていたら、物事はなかなか前に進みませんよね。それどころか「今日もやっぱりできなかった」「どうして自分はいつもこうなんだろう」というネガティブな感情が自律神経を乱すこととなり、さらにやる気を失うことになりかねません。

下ばかり見ていると、やる気はどんどん逃げていく

この負のループを断ち切るいちばん簡単な方法は、空を見上げることです。

やる気が出ないとき、人は下を向いているものです。きっと背中も丸まっているでしょう。その姿勢だと喉元や胸が圧迫されて呼吸が浅くなり、体に入ってくる酸素の量が少なくなります。すると、血流は悪くなり、脳にも酸素が行き渡らないために頭がぼーっとして、やる気を出したくても出せなくなってしまうのです。

だから、空を見上げます。あごが上がると気道がまっすぐになり、自然と呼吸が深くなって体内に取り込める酸素の量が増えます。すると、末梢の血管が拡張して全身に酸素が行き渡るようになり、体がスッと軽くなったような感覚を得られます。これだけでも気分がリフレッシュされて、やる気を出しやすくなります。

窓越しに空を見上げるだけでもいいのですが、できれば窓を開けて、もう少し頑張れそうならベランダに出て、外の空気を感じながら空を見上げると、太陽の光や肌に当たる風などで五感が心地よく刺激されて、自律神経のバランスが整いやすくなりますよ。

背筋よりも首筋を伸ばす意識で、世界の見え方を変えていく

緊張しているときや怒りに震えているとき、人の呼吸は浅く速くなります。すると交感神経が刺激されて、血管はキュッと縮まって血液の流れが悪くなり、心臓はドキドキと速く打ち、血圧は上昇。精神面にも影響が出て、不安やイラ立ちがどんどん強まっていきます。この状況が長く続いたら、何かしら体に不調が起きそうだと、簡単に想像ができますよね。でも、これは決して他人事ではないのです。

皆さんは毎日、スマートフォン（スマホ）やタブレットで記事を読んだり動画を観たりしていますよね。それこそが、呼吸を浅く速くさせる原因なのです。

首が凝っている人は、副交感神経が働きにくい

スマホやタブレットを見ているとき、背中は丸まって頭は下を向きっぱなし、あるいは、あごを前に突き出したような姿勢になります。いずれの姿勢も長時間続けていると首に大きな負担がかかり、首の自然なカーブが失われるなど歪みの原因になります。

首の骨の上部は頭蓋骨にはまり込むような構造をしていて、首に歪みが生じると副交感神経の働きを司っている「脳幹」を圧迫するような形となり、その働きを悪くしてしまいます。その結果、交感神経ばかりが過度に働く状態を作ってしまい、冒頭のような血流の悪化や血圧の上昇、メンタル面の不調を招くことになってしまうのです。

背中には交感神経が通っているので背筋を伸ばす意識も大切ですが、副交感神経をよく働かせたい我々世代は、まず首を伸ばすことが先決です。

頭のてっぺんについた糸で真上に引き上げられるイメージで、ググッと首を伸ばしましょう。首の後ろを撫でるように優しくほぐすのも効果的です。首筋が伸びてほぐれるだけで気持ちが安定し、世界の見え方まで変わっていきますよ。

週1回、近所の神社に行って、素直な気持ちに耳を傾ける

趣味や仕事に意欲的に取り組むアクティブシニアは別として、普通に暮らしていたら、カレンダーには予定のない日が多くなると思います。いつもと変わらない日常を送れることは幸せである反面、生活にメリハリがなくなってしまうのが心配です。

自律神経は安定を好みますが、それは、何もせずに漫然と過ごすという意味ではありません。自然のリズムに合わせて太陽の出ている時間帯は活動的に過ごし、夜は落ち着いた気持ちで過ごすといった1日の流れや、毎週月曜日は趣味の習い事、木曜日は友だちとお茶を飲むなど、1週間単位での生活リズムも大切です。

厳かな空気を肌で感じながら、１週間の目標を立てる

生活にメリハリをつけるには、毎週、決まった曜日・時間帯に自分だけの楽しみを作ることをおすすめします。連続ドラマを観る、ラジオを聴く、カフェへ行く、部屋に飾る花を買いに行く。内容は自分の好きなことならなんでもかまいません。

もし、好きなことといわれても……、と悩んでしまうようでしたら、近所の神社へ行きましょう。たとえば週の始まりの月曜日、午前中に神社へ行って手を合わせ、まずは先週1週間を振り返り、次に、「今週はこんなことをしてみたいです」と今の素直な気持ちを心の中で唱えます。すると、頭の中が整理されると同時に気持ちが落ち着き、いうまでもなく自律神経のバランスも整います。

私自身も、神社へ足を運ぶ習慣を長く続けていますが、神社には大きな木があり、風の通りもよく、一歩足を踏み入れると身の引き締まるような厳かな気持ちになれます。この五感で受け止める特別な空気感が、自分自身と向き合いながら1週間の目標を立てるのにはちょうどよいのです。ぜひ、週に1回足を運ぶことを習慣にしてみましょう。

色のパワーを味方につけて、生活に彩りをプラスする

今、何色の服を身につけていますか？　普段使いのバッグは何色ですか？　もし、紺や黒、グレーや茶色など、渋めの落ち着いたトーンのファッションばかりだとしたら、あなたの中には色のパワーを借りて自律神経を整える〝余白〟がまだまだたくさんあるということ。とてもラッキーです。

自律神経は、意思とは無関係に血流や体温調節を自動でコントロールしていて、私たちは自分の体でありながら、その主電源を操作することはできません。しかし、呼吸や五感への働きかけによって、自律神経がより働きやすい環境を整えることは可能です。

雨の日は鮮やかな色、晴れの日は爽やかな色を

五感の働きかけ中で、もっとも手軽に取り入れられるのが〝色のパワー〟です。

どんよりとした曇天や雨の日は、副交感神経が働きすぎてやる気がダウンしがちです。

だから、**天気の悪い日には、赤、オレンジ、黄色、ピンクなど温かみのある色や発色のいい黄緑など鮮やかな色**を取り入れて、交感神経を刺激します。

晴れた日は反対に、青系や落ち着いた色のグリーンなど、爽やかな色を取り入れることで、副交感神経が働きやすくなるようにします。


着なれない色を洋服で取り入れるのには抵抗がある場合は、バッグ、財布、ポーチ、スカーフなどの小物で取り入れるのもいいですし、ペンやマグカップ、タオルなどの日用品で赤系と青系をそろえておき、天気によって使い分けられたらとてもオシャレですよね。

すぐ行動に移せるよう、毎朝、身だしなみを整える

「あ、あれを買いに行かなくちゃ」「そうだ、あの本を探しに図書館へ行こう」。そう思ったとき、5分以内に出かけることができますか？

家にいる時間が増え、人と会ったり外出したりする機会が減ると、どうしても身だしなみがおろそかになってしまいがちです。すると、外に出る用事やきっかけがあったとしても、着替えるのをめんどうに感じて「また今度でいいか」「明日、まとめて買ってこよう」などと、用事を先送りするクセがついてしまい、生活のメリハリが失われていってしまうのではないでしょうか。

前日の夜に着る服を決めて、朝の身支度をスムーズに

何も用事がない日でも、不意に何かを思い出して外出のチャンスがやってくるかもしれません。そのとき、すぐに行動できる自分でいられるように、これからは毎朝、身だしなみを整えておくことを習慣にしていきましょう。

たとえば、毎朝９時までには身だしなみを整えると決めてしまうのはどうでしょう。**鏡の前に立ち、肌の手入れをしたり髪型を整えたりしながら、鏡に向かってにっこり微笑むことも忘れずに。**口角を上げて笑顔になると、それだけで脳は「今は楽しい気分なんだ」と錯覚して、幸せホルモンのセロトニンを分泌します。すると、自律神経も安定して、前向きに行動を起こせる自分でいられるようになっていきます。

自律神経は、迷いや焦りが苦手なので、毎朝、何を着ようか悩む方は、前日の夜に着る服を決めておきましょう。家にいる時間が長いから、ラクな格好がいいという気持ちもわかります。でも、今日の自分は、これからの人生においていちばん若い自分なのだと考えると、もう少しオシャレをさせてあげたくはなりませんか？

不安、イライラ、怒りはぜ～んぶ、紙に書き出すとスッキリする

最近は、手で文字を書く機会がめっきり少なくなりました。家族間の連絡も電話やＬＩＮＥなどが主流となり、買い物のメモもなくす心配がないのでスマホが便利という人も少なくないでしょう。

ですが、気持ちを整理したいとき、とくに負の感情をできるだけ早く手放したいときに、手書きに勝るものはないと私は思っています。

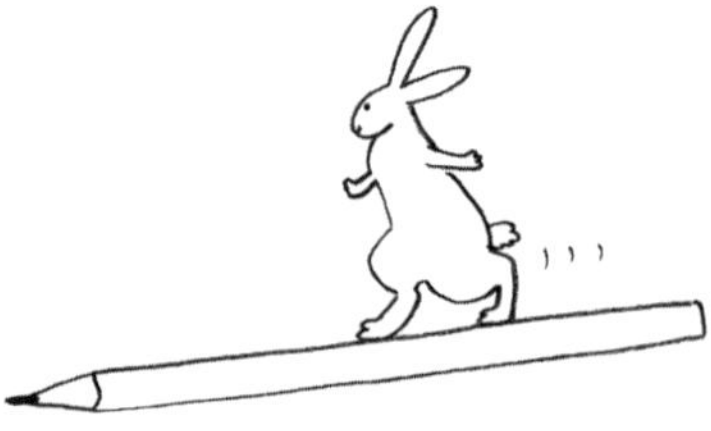

不安、イライラ、怒り。これらの感情は交感神経ばかりを働かせてしまい、人生を楽しむ心のゆとりを奪っていきます。不安や怒りがなかなか鎮まらないときは、紙とペンを用意して、心に浮かんだ思いをあらいざらい書き出しましょう。誰に見せるわけでもありませんから、遠慮はいりません。

塗り絵でもそうですが、書いたり塗ったりという作業に集中しているとき、人は無心になります。これが座禅やマインドフルネスのような効果をもたらし、書き終わったときには気持ちがスッキリとするのです。すると、副交感神経が働く余地が生まれて、自律神経のバランスが整ってきます。

また、文字を書くときには、過去に起きた出来事の記憶をたどり、それをどう書こうか考えをまとめながら手を動かします。ただ書くといっても、脳の中ではさまざまな領域が刺激を受けて活性化し、認知症の予防にもひと役買います。32ページでお伝えした「やりたいことリスト」にしても、新たにやりたいことを思いついたときには、手書きでメモをするなどして、書く機会をどんどん増やしていきましょう。

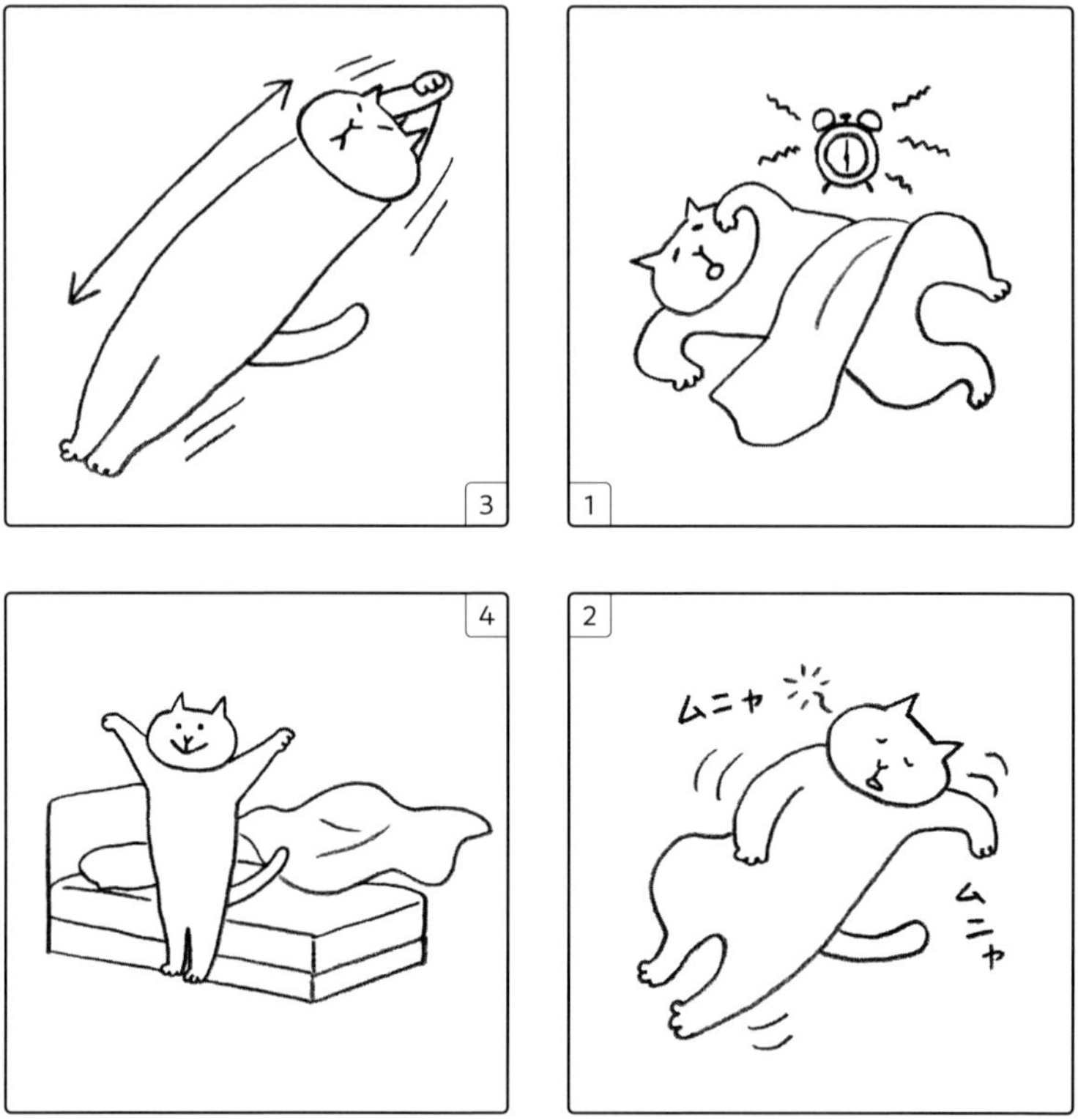

こんなときに実践!

- ベッドから起き上がりたくない朝に
- 寝ても疲れが残っていると感じる
- 今日1日を元気に過ごしたい

1日を元気にする「寝起きストレッチ」

布団の中で横になったまま、腕をクロスさせて頭上に上げ、手のひらを合わせて息を吸いながらぐーっと伸びをします。寝ている間に縮こまった体がほぐれ、血流がよくなり、布団から出るのがラクになりますよ。

第2章

不調をふっとばそう!
健康で長生きのカギ、
自律神経を整える10の技

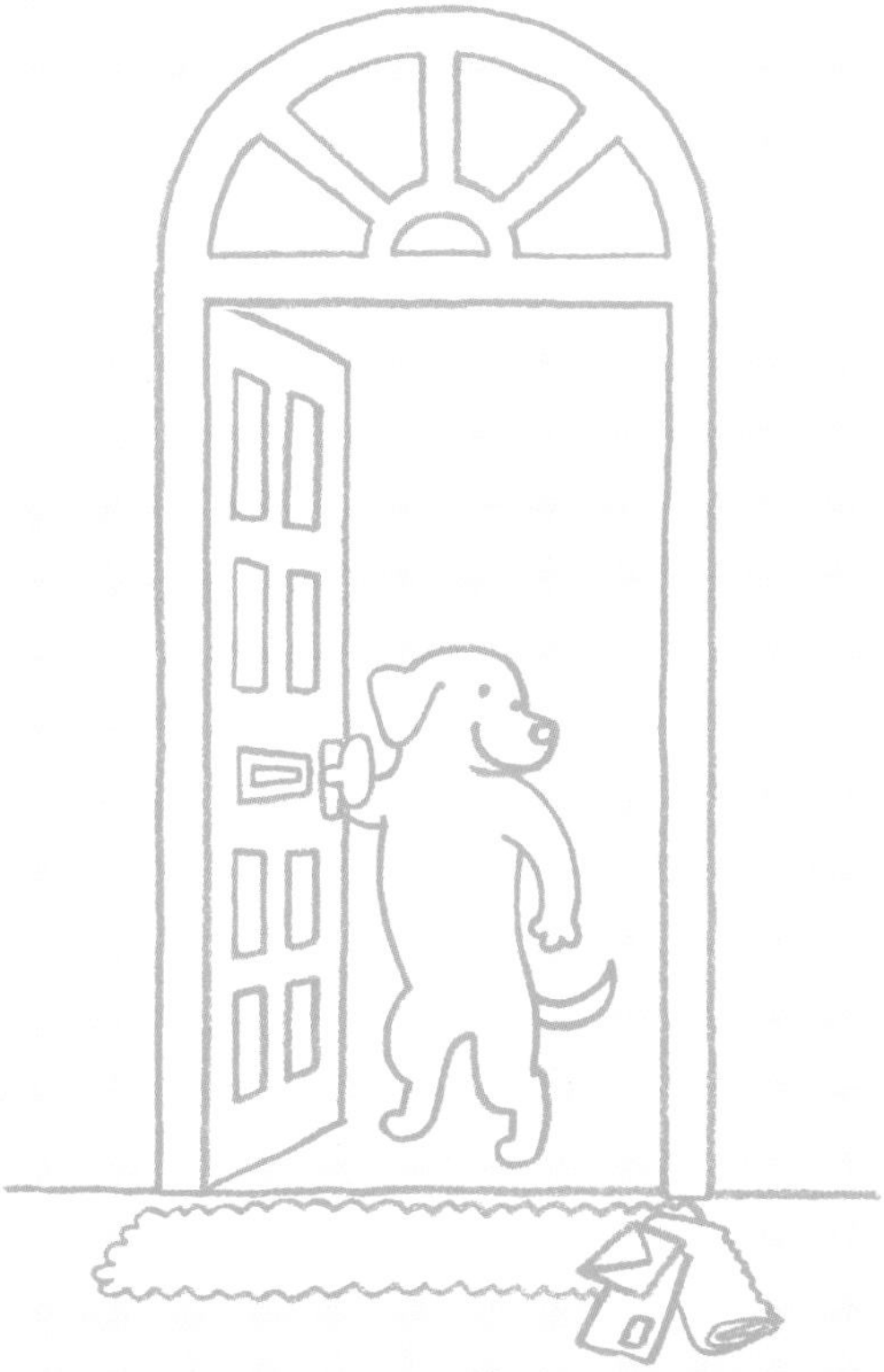

瞬間的に上がる交感神経を
その都度リカバリーする技を身につけて、
毎日を快適に過ごす

人類の歴史を紐解くと、交感神経は危険から身を守り、獲物を狩るときに働く本能の神経で、反応は素早く、瞬時にスイッチが入ります。

一方、副交感神経は、リラックスの神経ですから、その性質ものんびり。お風呂に浸かって心地よさを感じ、心身ともに寛いだ状態になるには少し時間がかかるように、スイッチが入るまでに3～5分は必要でしょう。

交感神経は瞬間湯沸かし器、副交感神経はじんわり温かくなるカイロ。

この基本的な性質がイメージできると、場面に応じてどう対処すれば自律神経の乱れを最小限に抑えられるかを判断できるようになります。

誰もが年をとると副交感神経の働きが落ちていきます。相対的に交感神経の働きが強まり、さらに交感神経は瞬間湯沸かし器なので、日常のあらゆる場面で刺激を受けて働きっぱなしになってしまうことがよくあります。

この章では、交感神経に押されがちな副交感神経を引き上げて自律神経のバランスを整えるために取り組みたいことを10の技としてお伝えしていきます。

とても簡単なことばかりですが、すべてをきちんとやろうなどと思わなくて大丈夫。ご自身ができそうなこと、興味をもったことから少しずつ取り組んでみてください。0が1や2になる。たったそれだけでも、昨日とは違う自分になれますよ。

1

朝日を浴びて体内時計のスイッチをON

その日1日を快適に、活動的に過ごせるかどうかは、朝の過ごし方で8割方決まるといっても過言ではありません。

寝ている間は、リラックスモードの副交感神経がメインで働く時間帯でしたが、目覚めたら活動モードの交感神経にバトンを渡し、メインの座を譲らなければなりません。この切り替えがスムーズにいくかどうかが、調子のいい1日となんだか調子の出ない1日の分かれ目です。

そして、**朝、自律神経のスイッチを切り替えるカギを握るのが朝日を浴びること**です。

晴れても雨でも、毎朝1分、外の空気に触れる

私たちは、太陽が昇ったら活動し、日が沈んだら休むという体内時計を体の中にセットして生まれてきます。そして自律神経は、体内時計が刻むリズムに合わせて、交感神経と副交感神経が働くようにプログラムされています。

朝日を浴びて体内時計に朝がきたことが伝わると、連動するように交感神経も働き始めます。これが、朝の切り替えがスムーズにできた、ということ。

朝日を浴びるという、明日の朝からでも実践できるような簡単なことの積み重ねが、自律神経にはとても重要なのです。

毎朝、カーテンと窓を開けて、できる方は庭やベランダに出て、大きく伸びをしながら1分くらい朝日を浴びましょう。朝の空気を五感で受け止めながら、今日１日をどう過ごそうかと考える時間をもつだけで、１日を有意義に過ごせるようになっていきます。

生活リズムを一定にすることも自律神経には大切なので、雨やくもりの日でも同じようにカーテンと窓を開けるようにしてくださいね。

起きたらカーテンを開けて朝日を浴びましょう

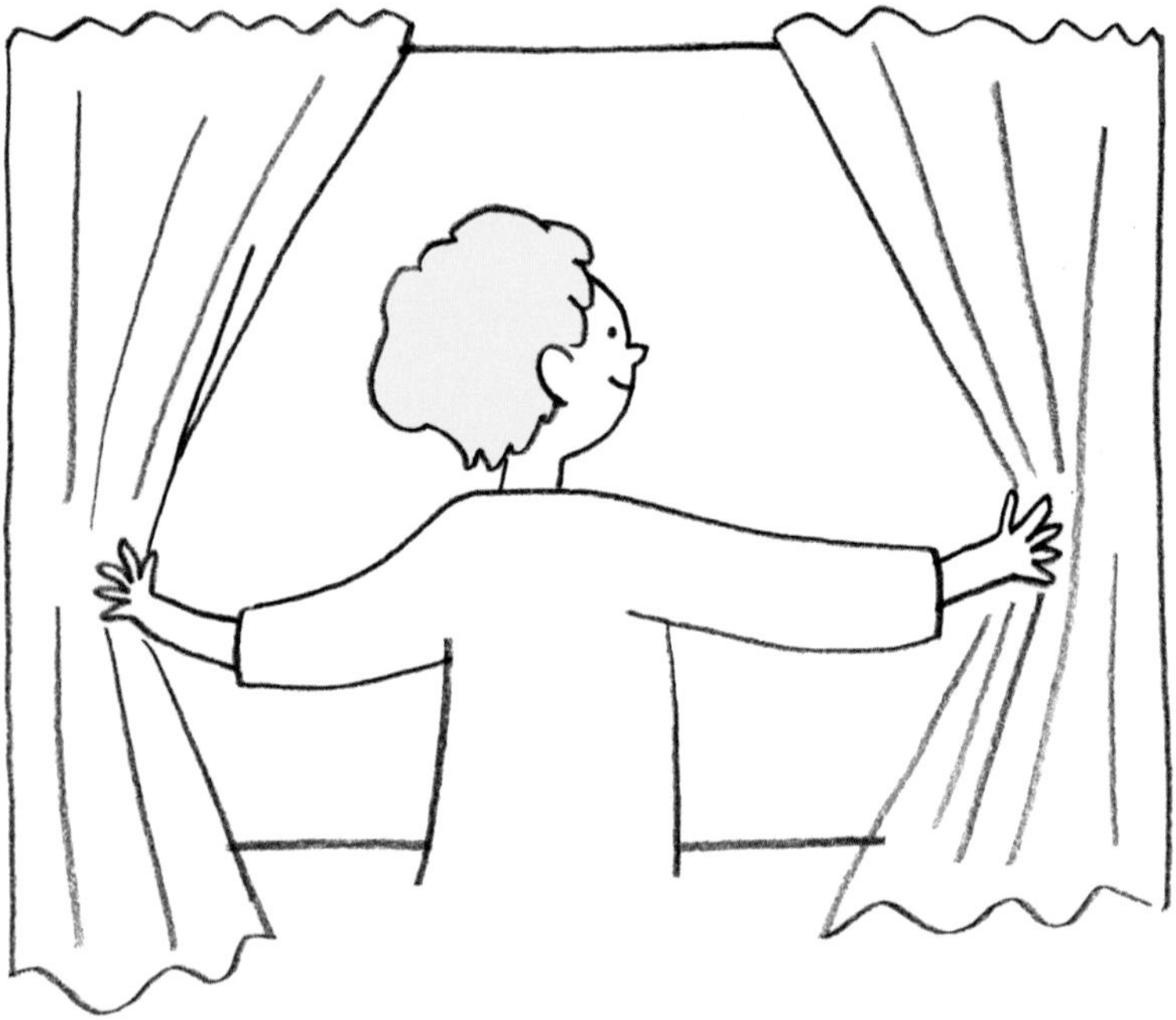

朝、カーテンを開けて太陽の光を浴びることで体内時計のスイッチが入り、睡眠中にたくさん働いた副交感神経から日中を活動的に過ごす交感神経への切り替えがスムーズになります。空を見上げて大きく伸びでもしながら、1分ほど窓辺での時間を過ごしましょう。

くもりや雨の日も同じ時間帯にカーテンを開ける

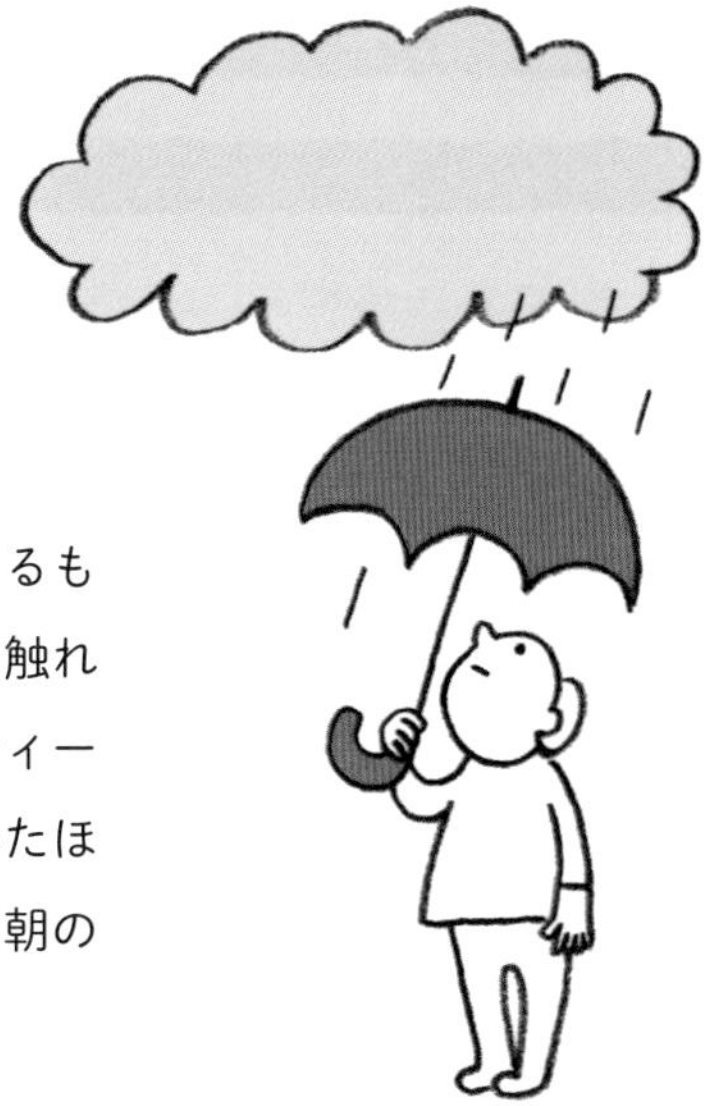

晴れの日に比べると効果は少し落ちるものの、くもりや雨の日でも外の空気に触れることが大切です。それに、朝のルーティーンを変えず、生活リズムが一定していたほうが自律神経は整いやすくなるので、朝の習慣として毎日続けましょう。

体内時計が整って、眠りの質もUP!

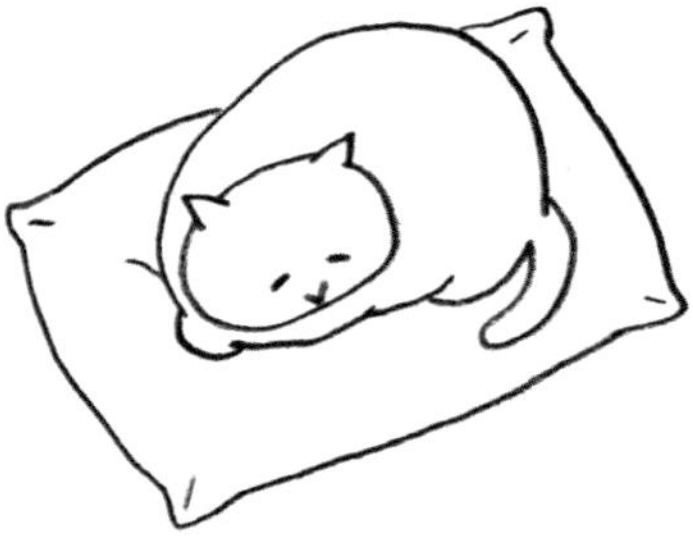

朝日を浴びた15時間後に、眠りへといざなうメラトニンというホルモンの分泌が増えていきます。これによって入眠しやすくなるので、眠りにトラブルを抱えている人も朝日を浴びることを習慣にするのがおすすめです。

2

朝に飲む1杯の水には、一石三鳥の効果あり

年齢とともに汗をかきにくくなったと感じている方は多いでしょう。発汗のコントロールも自律神経が担っているので、若い頃のように暑い日にちょっと動くだけで汗がドバドバ出るようなことはなくなっていくのが自然の姿。とはいえ、成人の体のおよそ60％は水分で構成されていて、高齢になっても体重の50～55％は水分が占めています。

体内の水分は汗をかいた実感がなくても、尿や呼吸によって失われていきますし、寝ている間にはおよそ500ミリリットル程度失われると言われていますので、私自身は、1日に1・5～2リットルの水分を補給するように心がけています。

自律神経のバランスを整えて、１日のスタートを切る

水分は１日の中でこまめに摂ることが大切ですが、その中でももっとも重要なのが朝に飲む１杯の水です。これだけは、絶対に欠かしてはなりません。

就寝中によく働いた副交感神経は、太陽が昇る頃にはその働きがガクンと下がっています。朝日を浴びて交感神経のスイッチを入れたら、副交感神経が下がりすぎないように１杯の水をゴクゴクと飲み干して胃腸に刺激を与え、副交感神経が働くように仕向けます。これによって、自律神経のバランスがいい状態で１日のスタートをきることができるようになります。

また、水によって胃腸が働きだすと、朝食の消化・吸収がスムーズになるのと同時に便秘予防にも役立ちます。さらに、寝ている間に水分が失われることにより、朝の血液はドロドロの状態ですが、水を飲むことでサラサラになります。

つまり、朝１杯の水を飲むことで、自律神経が整い、便秘予防になり、血流の改善にも役立つという一石三鳥の効果があるのです。

朝日を浴びたあとに、
コップ１杯の水をゴクゴク飲む

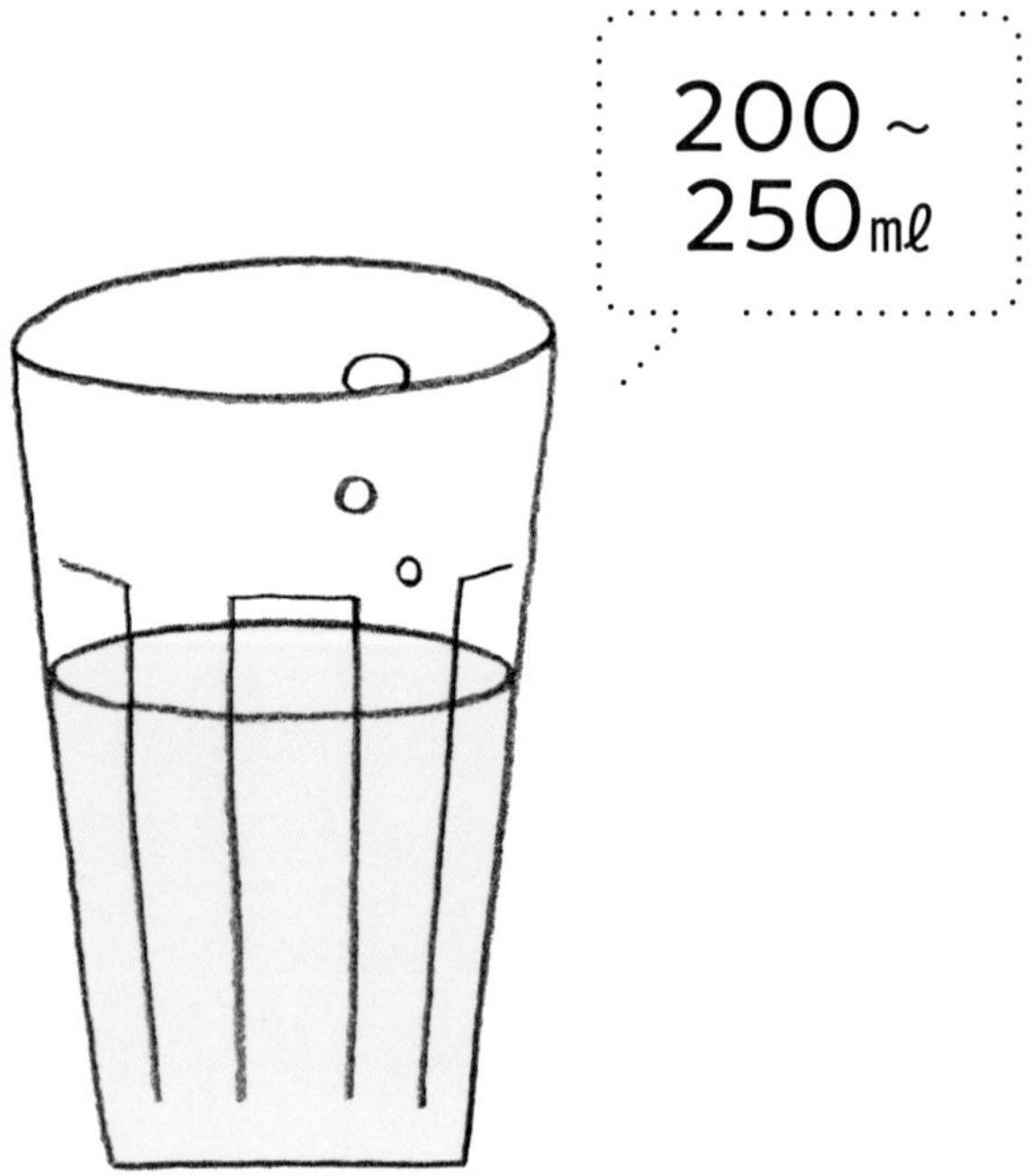

水の種類は問いませんので、普段、飲料水にしている水を、できれば常温で飲みましょう。ちびちびではなく、ゴクゴクと飲み干すことで「胃結腸反射」が起こり、胃腸を目覚めさせると同時に、朝のお通じを促すスイッチを入れてくれます。

朝に飲む１杯の水には３つの効果

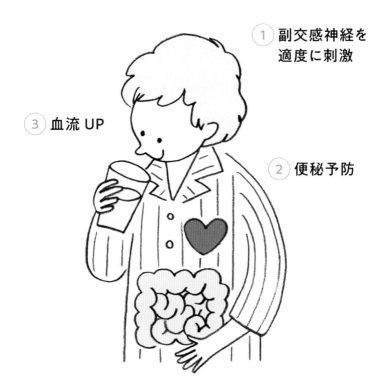

寝ている間に呼吸や汗、尿などから失われた水分を補給して、ドロドロ血液を防いで血流を促進。副交感神経がコントロールする胃腸を適度に刺激して、朝の副交感神経が下がりすぎるのを防ぎます。胃に入った水の重みで腸の蠕動運動が促されるので便秘の予防にも繋がります。

3

1回5分の片付けで小さなストレスを手放す

自律神経は、五感からの影響を強く受けます。だから、目に映るものはできるだけスッキリと美しいのが理想なのですが、あなたのご自宅はいかがでしょうか。片付いてはいても、物が多くてごちゃごちゃしてはいませんか？　テーブルや床のうえに積み上がったチラシや服の山はありませんか？

「あぁ、片付けなきゃ」「物だらけで落ち着かない」「あれはどこだっけ？」

片付けを後回しにしている罪悪感や探し物をしているときの焦りやイラ立ち。日常的すぎて見過ごしてしまいがちな小さなストレスもまた、自律神経を乱す要因です。

自宅を最高のリラクゼーション空間に変えていく

仕事をしていた頃は、ストレスの9割が対人関係で残り1割が環境という人が多かったと思います。しかし、定年後は誰かと一緒に仕事をすることはなくなり、家にいる時間が増えるため、環境によるストレスが対人関係を大きく上回ります。

自宅は、特に不便を感じなければ、何年も何十年も様変わりせずにそのままになってしまいがちですよね。しかし、これからの人生をより充実させていくには、**自宅の新陳代謝を活性化させて、未来が入ってくる余地を作らなければなりません。**

かといって、片付けをがんばり過ぎると、また別のストレスが生まれます。だから決して無理はせず、1回5分から始めるミニマム片付けで、少しずつ自宅を生まれ変わらせていきましょう。

1ヵ所でも片付くとすっきりとして心地がよく、自然と呼吸が深くなって副交感神経が働きやすくなります。この小さな積み重ねで家の中が片付いてくると、家にいる時間そのものがリラックスタイムとなり、より自律神経が整いやすくなっていきますよ。

1回5分、1ヵ所を片付ける

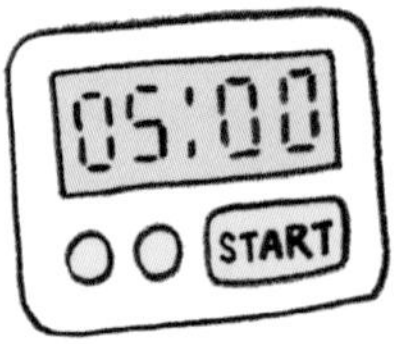

1回5分なら「時間がない」という言い訳が通用せず、重たい腰も上がるというもの。厳密に5分を守る必要はありませんが、20分を超えるほど頑張らないでください。

1回の片付けであまりにも手を広げすぎると収拾がつかなくなり、イライラを募らせる結果になることも。そうなるくらいなら、1回5分を1日に2～4回繰り返すほうが、何度もすっきり感を味わえておすすめです。

1回5分の片付けを習慣にするコツ

- 1回の片付けで20分以上はやらないと決めましょう
- 気分が乗っている日でも一気に片付けようとせず、1回5分×2～4回／日で細かく区切って取り組みましょう
- どうしてもやる気の出ない日は、財布の中身の整理だけでもやりましょう
- 小さなスペースの片付けしかできなかった日でも、片付けに取り組んだ自分を褒めましょう!

１回５分でできること

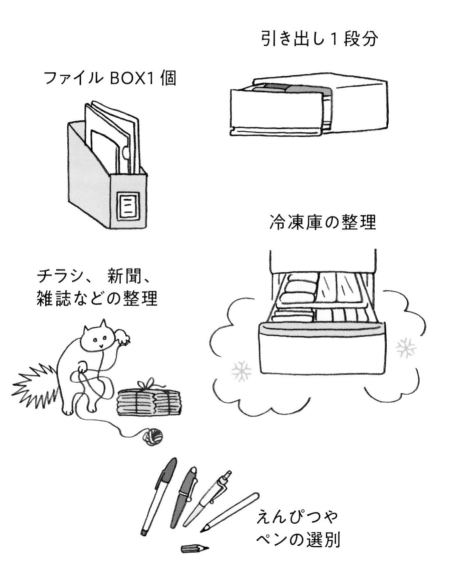

ファイル BOX1 個

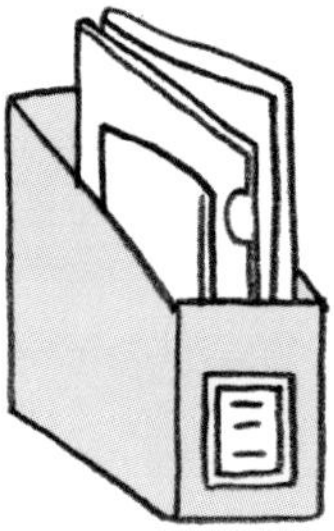

引き出し１段分

チラシ、 新聞、
雑誌などの整理

冷凍庫の整理

えんぴつや
ペンの選別

4

「1：2の長生き呼吸法」はいつでも使える万能薬

「店員のぶっきらぼうな態度にカチンときた」「時間ギリギリになって焦った」

日常のよくあるこういった出来事でも、交感神経のスイッチは簡単に入ります。だからこそ、こまめに副交感神経を刺激して、自律神経のバランスが大きく乱れる前に、リカバリーする習慣をもつことがものすごく大事です。

そして、リカバリー法として、私が長年にわたっておすすめしているのが、「1：2の長生き呼吸法」です。いつでも、誰でも、場所を選ばず、簡単にできるのに、その効果は絶大。やらない理由を見つけるほうが難しいほどです。

いつもと調子が違うと感じたときに即実践

吸う息が３秒なら、吐く息は６秒。吸う息より吐く息を２倍長くするから、「１：２の長生き呼吸法」と名付けました。ですから、吸う息３秒：吐く息６秒でも、吸う息４秒：吐く息８秒でもかまいません。

鼻から吸って、口から細く長く吐く。やり方はこれだけです。簡単ですよね。

気分が落ち着かない、わけもなくイラ立つ、やる気が起きない、気分転換をしたい。どんなときでも、「１：２の長生き呼吸法」を試してください。誰かと一緒にいるときでも、電車やバスの車内でも、どこでも実践できます。

私たちの実験で、この呼吸法を１日１回、３分間行うことで自律神経が徐々に整っていくことが確認できています。より積極的に呼吸法を日常に取り入れようと感じていただけた方は、ぜひ、眠る前に３分間行ってみてください。１日の終わりに乱れた自律神経をリセットでき、副交感神経が刺激されることで寝つきも眠りの質もよくなるというい い循環が生まれますよ。

「1：2の長生き呼吸法」のやり方

① 鼻から3秒かけて吸う

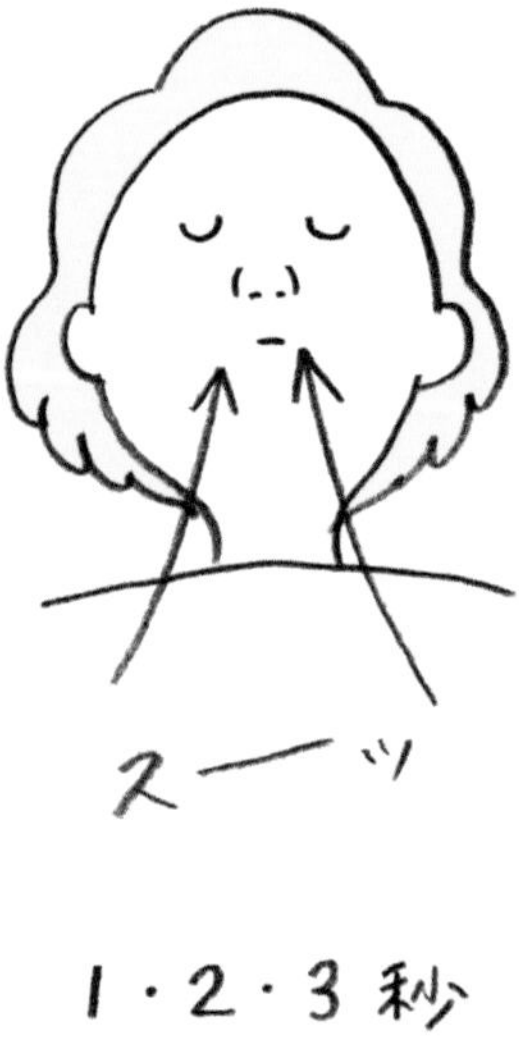

首の後ろを伸ばして姿勢を正しましょう。「1、2、3」と頭の中でカウントしながら、鼻から息を吸います。うまく吸えない人は、鼻の穴が地面と平行になるようにして、鼻の奥に吸った息を届けるようなイメージでやってみるとうまくいくことがあります。

② すぼめた口で６秒かけて吐く

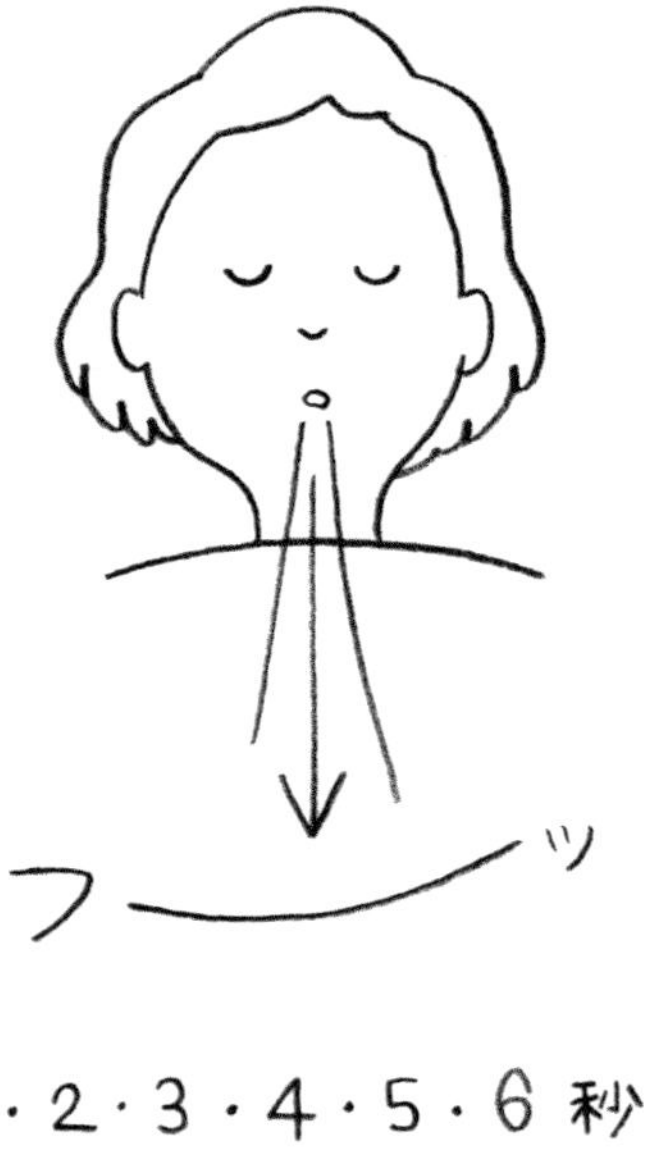

口をすぼめて「1、2、3、4、5、6」と頭の中でカウントしながら、細く長く息を吐き出します。６秒をかけて吐き出すのが難しい方は、最初は「吸う２秒：吐く４秒」でやってみましょう。反対に、慣れてきたら「吸う４秒：吐く８秒」にしてもかまいません。

5

ゆっくり&ゆったりした振る舞いが寿命を長くする

すでにお伝えした通り、男性は30歳、女性は40歳を過ぎると副交感神経の働きが落ちていきます。すると、交感神経が強く働くようになって、せっかちになったり、怒りっぽくなったり、他者を許容するのが難しくなってしまうと孤立を深めてしまうこともあるでしょう。でも、残りの人生をそうやって過ごすのは、やはり寂しい気がします。

自律神経は、呼吸と連動しているので、意識的に動きをゆっくりにすることで、いつもより深い呼吸を維持しやすくなります。すると副交感神経も働きやすくなり、年齢特有のイラ立ちなどを最小限に抑えられるようになっていきます。

貴族のように優雅に振る舞う自分を楽しむ

これからの人生のキーワードは、ゆっくりです。ゆっくりしゃべる、ゆっくり食べる、ゆっくり動く、ゆっくり歩く。**せっかちでゆっくりという言葉が受け入れにくい方は、ゆったりをイメージしてみましょう**。往年の大女優や大物歌手のように、ゆったりと話す、ゆったりと行動する、ゆったり優雅に振る舞う。

なんなら、ちょっとしたゲームのような感覚で、自分が貴族になったような気持ちで1日を過ごしてみましょう。貴族だとしたら、早口でまくし立てるようにしゃべったり、人を押しのけてまで自分が先に行こうとはきっとしないはずですよね。

瞬間湯沸かし器のように、何かにつけて怒ったり怒鳴ったりしていると、交感神経ばかりが働きます。**交感神経が一気に高まると、元の状態に戻るまでに2～3時間はかかります**。すでにお分かりのように、交感神経が高い状態が長くなればなるほど血流や血管にまつわる病気がじわりじわりと近づいてきますので、健康で長生きをと望むのであれば、カメのようにゆっくりのんびりと毎日を過ごしましょう。

ゆっくり動いて、副交感神経の働きをサポート

ゆっくり呼吸

何かに集中したり、焦ったりしているときは、呼吸が浅くなりがちです。気がついたときに、深呼吸のようにゆっくりと呼吸をしてみましょう。

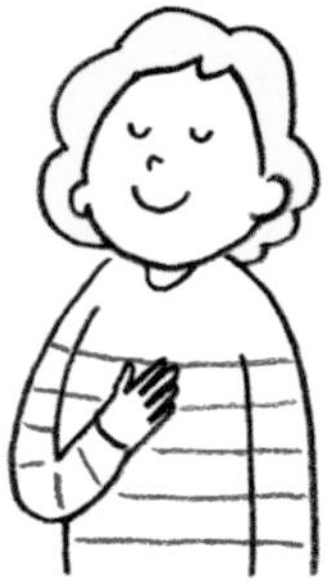

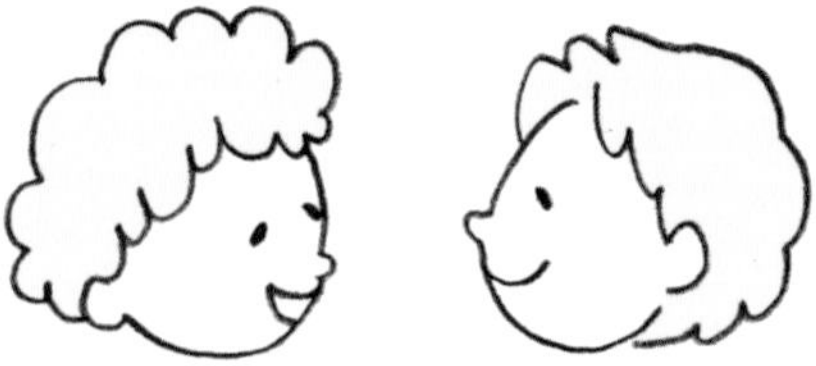

ゆっくり話す

相手の言葉に被せるように話し出すのではなく、一拍おいてから話すようにするのもおすすめです。

ゆっくり動くのを習慣にするコツ

- 話し出す前などに、ひと呼吸おきましょう
- 外出先では「お先にどうぞ」を心がけた振る舞いをしましょう
- いつでもニコニコ笑顔を忘れずに!

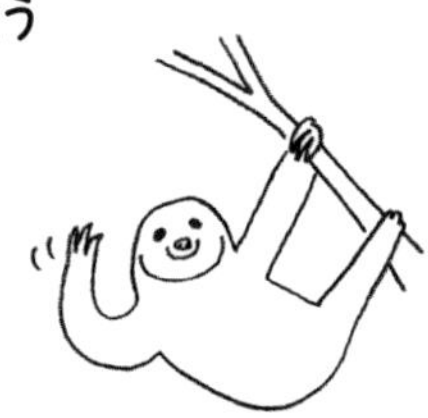

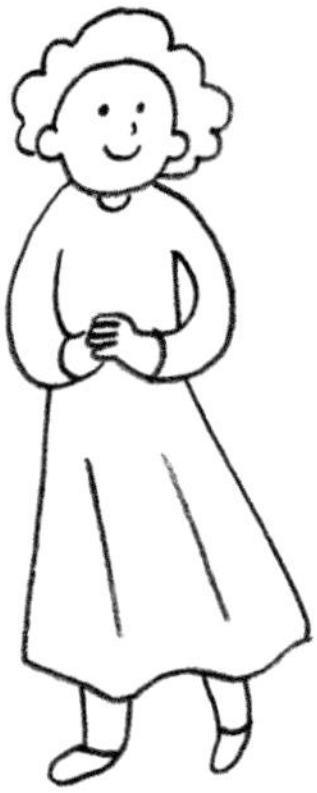

ゆっくり歩く

健康のためのウォーキングはのぞき、急いでいないときは景色などを眺め、鳥のさえずりに耳を傾ける余裕をもちながらのんびりと歩きましょう。

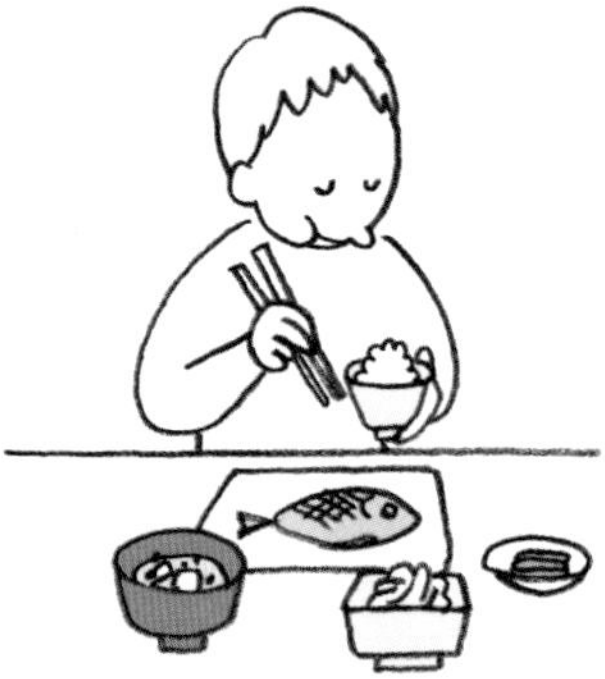

ゆっくり食べる

早食い、ながら食いが習慣になっていませんか？　ゆっくり食べると噛む回数も増え、免疫力向上につながるなどいいことばかりですよ！

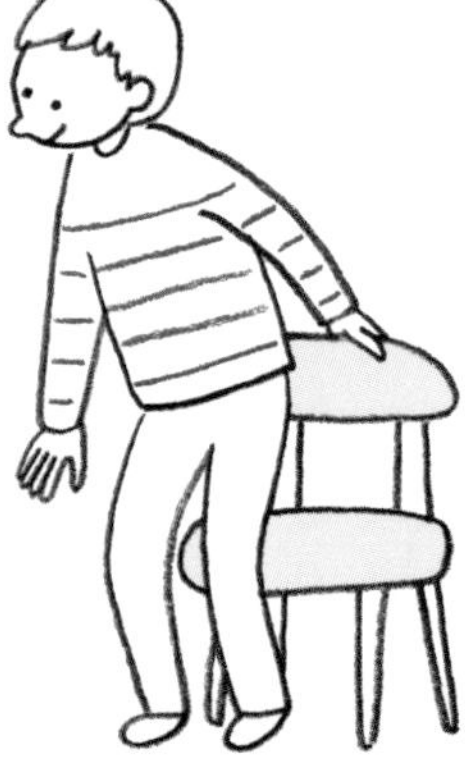

ゆっくり立ち上がる

日常の振る舞いを品よく美しく。立ち上がるときの椅子の音やドアの開閉音が小さくなるような、そんな心がけがあるだけで自律神経は整いやすくなります。

6

ため息スクワットで足腰を衰えさせない

健康長寿の秘訣は歩くこと、などとよく言われますが、これには私も大賛成です。歩くことのメリットは大きく2つあります。まず、全身の6割の筋肉を占めている下半身をよく動かすことで、筋力低下によるフレイル（心身の老化）の防止になります。次に、ふくらはぎのポンプ機能がしっかり働くことで、全身の血流がよくなります。

全身の血流がよくなる＝自律神経の仕事が減る＝自律神経がよい状態で働きやすくなる、という健康的なサイクルが完成するので、下半身を中心に動かす運動はぜひ身につけたい習慣です。

天候に左右されず、隙間時間にいつでも「はぁ〜」

しかし、歩くことは季節や天候に左右されるため、毎日、継続的に続けるのが難しいという声も聞きます。そこでおすすめなのが、私が考案した「ため息スクワット」です。これなら、肩幅に立つスペースさえあればどこでもできますし、運動と呼んでいいのか迷うほど負担が少なく簡単なので、運動嫌いな人でも続けられます。

高齢になると、小さな段差につまずいて転ぶなど、転倒のリスクが高くなります。つまずくのは、足を上げるときに使われる太ももの筋肉が衰えてしまうから。**ため息スクワットで太もも前面の大きな筋肉が鍛えられるので、転倒防止にも役立ちます。**

「はぁ〜」とため息をつきながら、椅子に座るイメージで腰を落とす。これを隙間時間に１日に何回でもやってみましょう。電子レンジの待ち時間、テレビを観ながら、トイレに行くたびに、食後に食器を下げたついでなど、いつでもどうぞ！

回数などが決まっていたほうが取り組みやすいという方は、10回１セット×朝昼夜で、１日30回を最終的な目標にして、無理のない範囲でやってみてください。

ため息スクワットのやり方

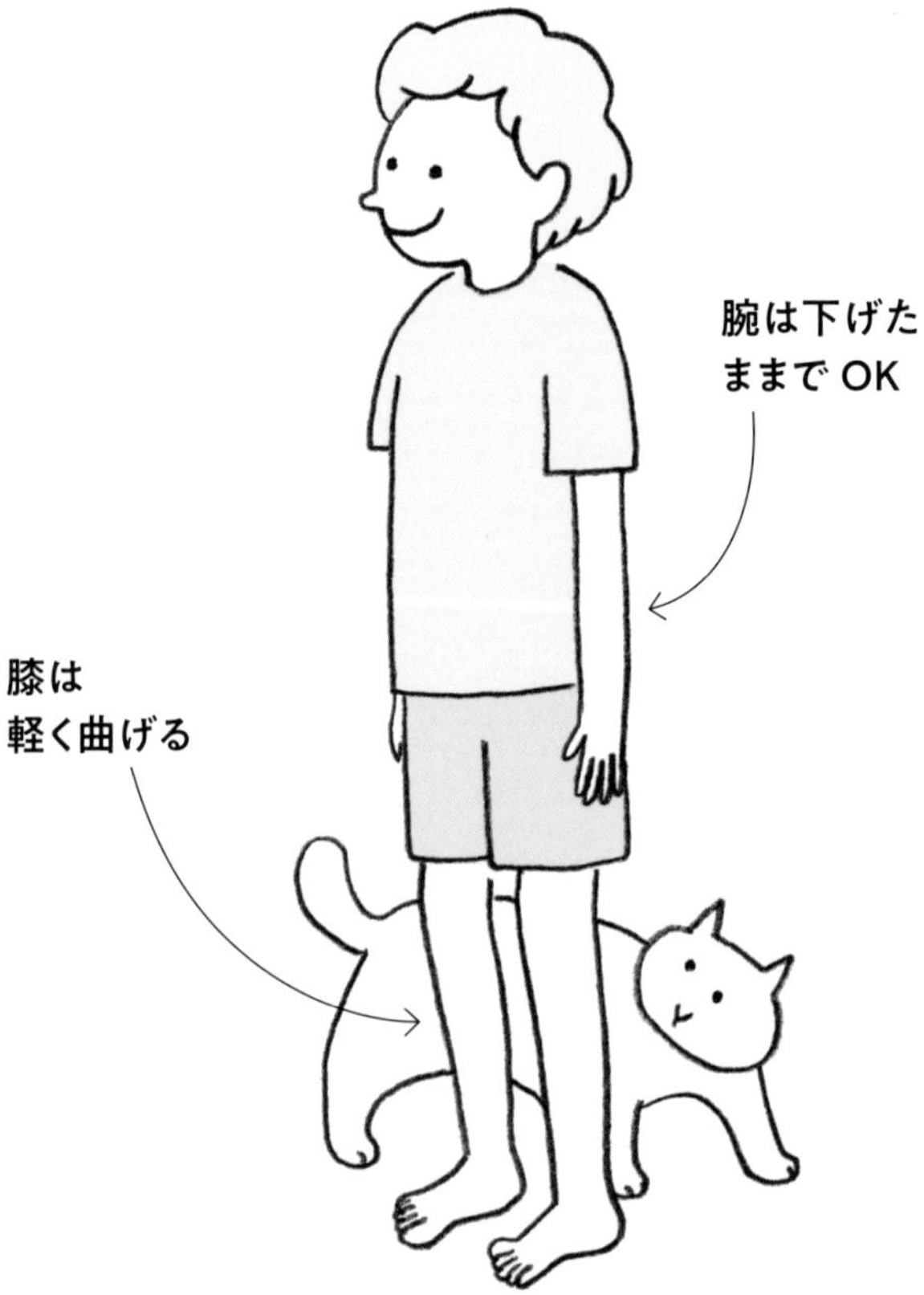

① 足を肩幅に開いて立ち、少し膝を曲げる。

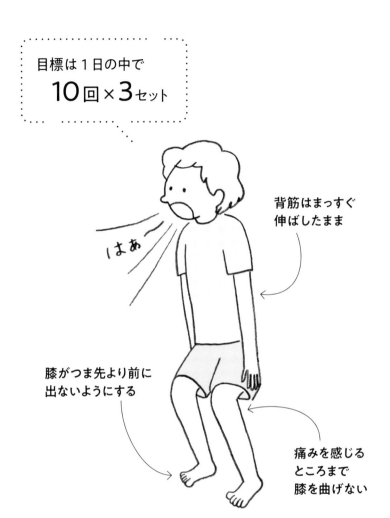

目標は１日の中で
10回×3セット
はあ〜
背筋はまっすぐ
伸ばしたまま
膝がつま先より前に
出ないようにする
痛みを感じる
ところまで
膝を曲げない

② 「はぁ〜」とため息をつきながら、腰を落とす。

③ 息を吸いながら①の姿勢に戻る。これで１回。
無理のない回数から始めましょう。

7

「冷え取りグーパー体操」で毛細血管をよみがえらせる！

加齢とともに、手足の冷えを強く感じる人が増えてきます。加齢によって運動量が減ったり、自律神経の総合力が落ちてしまうことも関係していますが、「年だから仕方がない」で諦めてしまってはそこで終わりです。

全身に張り巡らされている血管のおよそ99％が毛細血管で、60歳以上の人は20代の人と比べて毛細血管がおよそ40％も少ないとされています。これも冷えの原因ですが、**毛細血管は筋肉を動かすことによって、何歳からでも増やすことができます。**小さな動きでいいので、継続することが何よりも重要です。

横になったままできるから、習慣化しやすい

毎日の習慣として取り入れやすく、道具を使わずに手足の指先を動かすことのできる運動としておすすめなのが、「冷え取りグーパー体操」です。

布団の上で寝たままできるため、朝と晩の習慣として定着しやすいのが魅力です。

仰向けになったら、手と足を天井に向けて突き出します。肘と膝を伸ばしきる必要はないので、無理のない範囲で手足を上げましょう。その姿勢のまま、手と足の指を一緒にグーパー、グーパーと10〜20回繰り返します。

たったこれだけですが、指先がほんのり温かくなってくるのを感じられるはずです。

夜に行えば、指先の冷えが緩和されることで入眠しやすくなります。

朝に行うと、末端から体を優しく目覚めさせることができ、1日をスタートする準備運動になります。

続けるほどに毛細血管が復活し、徐々に冷えが改善されていきますので、諦めずに続けていきましょう。

「冷え取りグーパー体操」のやり方

① 手と足を上げる

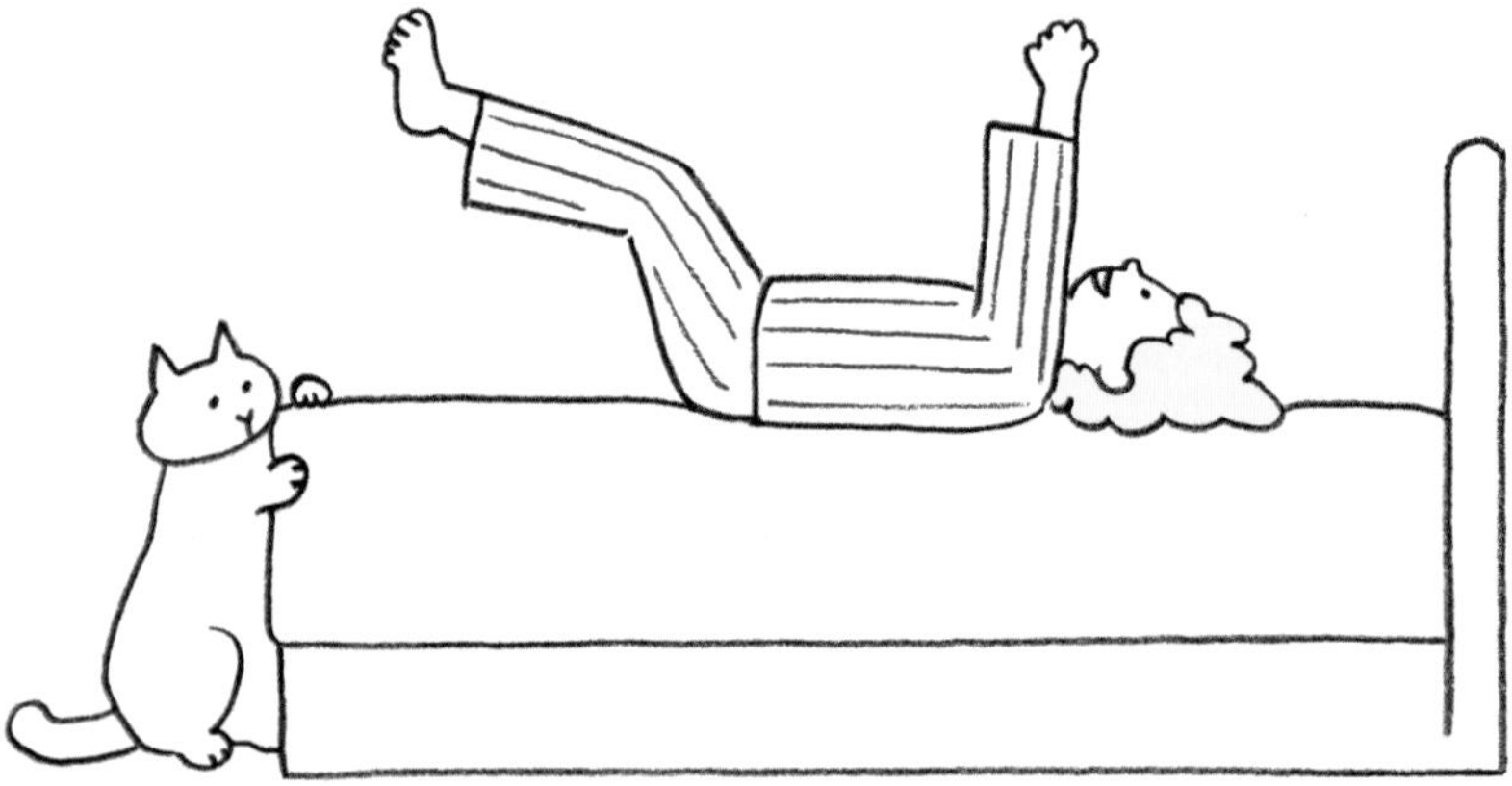

ベッドや布団に横になり、手と足を天井に向けて上げます。腰などに痛みがある方は決して無理をせず、上げられる範囲でけっこうです。肘や膝も伸ばしきらなくて大丈夫です。足を持ち上げるのがつらいという方は上げずに行うか、椅子に座ってやるようにしてください。

朝と夜 10～20回ずつ

② 手と足を同時にグー・パーを繰り返す

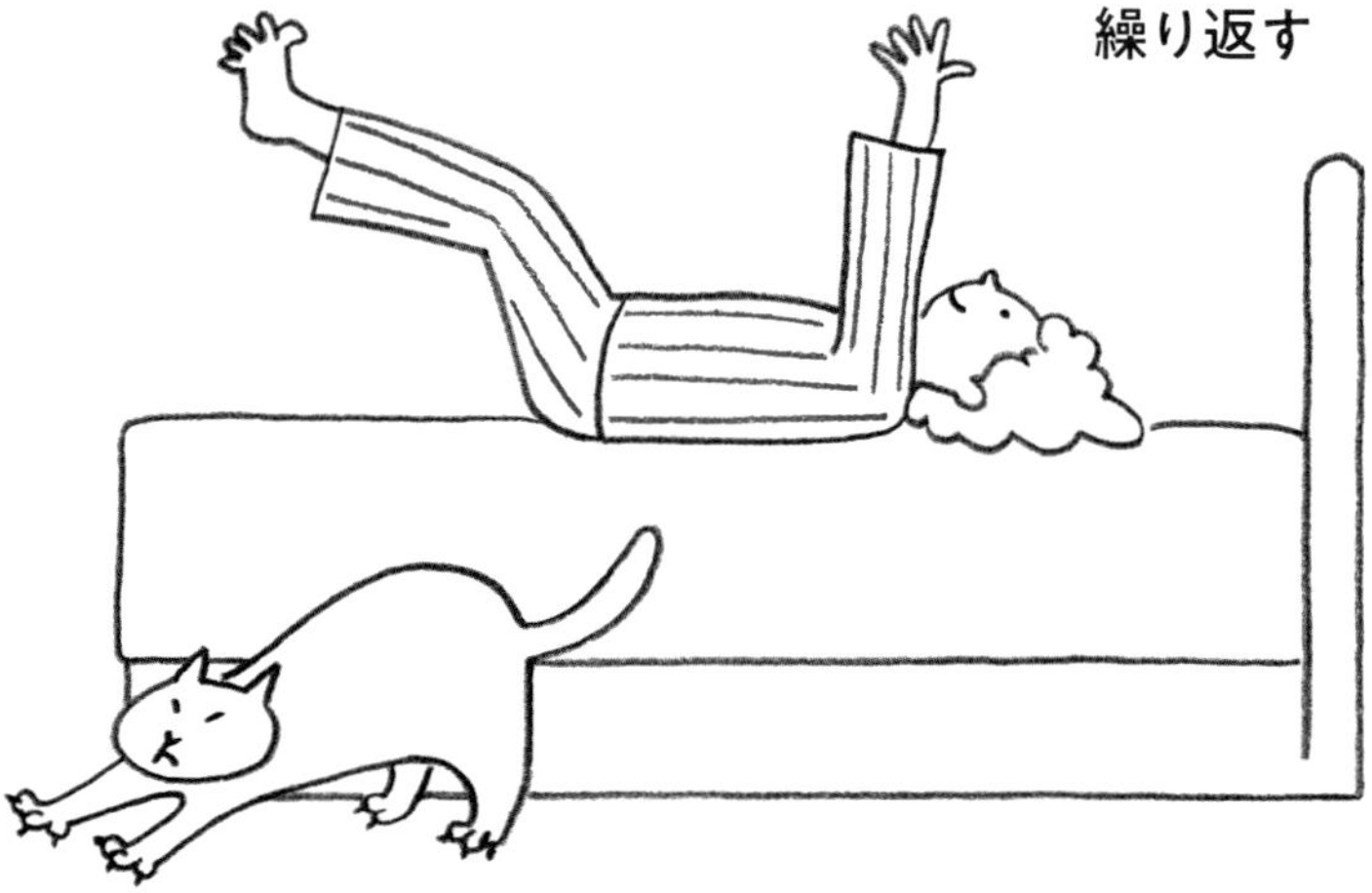

グーのときはやや強めにギュッと握り、パーのときは足の指をしっかり開くように意識するとつられて手もしっかり開きます。これを 10 ～ 20 回、指先がジンジンしたりポカポカしてくるまで繰り返しましょう。日中などに座ったまま指先のグー・パーを繰り返すのもおすすめです。

8

疲れを感じているときほど、体を動かすと早く回復する

「1日外出をしたら、翌日は寝込んでしまう」「ちょっと遠出をしたら、疲れてしまってその日は使い物にならない」。そんな声をよく耳にします。

確かに、出かけているときは刺激も多く、わくわくと過ごしていて疲れを感じにくいのですが、家に帰った途端、どっと疲れが襲ってきた、などという経験は誰にも共通するものだと思います。

疲れて帰宅したら、ソファやベッドに直行して体を休めたいと思うかもしれません。でも、この行動こそが、疲れを助長してしまうのです。

帰宅したらソファに直行が疲れを増幅させる

副交感神経は、心地いいという感覚が優しい刺激となり、じわじわとスイッチが入ります。帰宅後すぐに座ったり横になったりすると体がラクになったと感じるのは錯覚で、急激な変化で自律神経がうまく切り替わらず、かえって疲れてしまいます。

そうならないためには、**交感神経から副交感神経への切り替えがスムーズにいくように、その橋渡しとなる行動を挟むことがポイント**です。

外出から帰ってきたら、まずは水を１杯飲んで、副交感神経を刺激しておきましょう。それから荷物の整理をしたり、ご飯やお風呂の準備をしたりして、１つ用事が片付くごとに気分がすっきりすると、副交感神経が徐々に上がってきます。そうなってからひと息つくと効率よく体を休めることができるというわけです。

また、翌朝も遅くまで寝ていたいと思うかもしれませんが、自律神経にとっていちばん大切な時間帯は朝です。いつも通りの時間に起きて自律神経のスイッチを切り替え、１日のリズムを整えたほうが結果的に疲れも取れて元気に過ごせます。

疲れを感じているときほど動く

疲れを軽減する行動

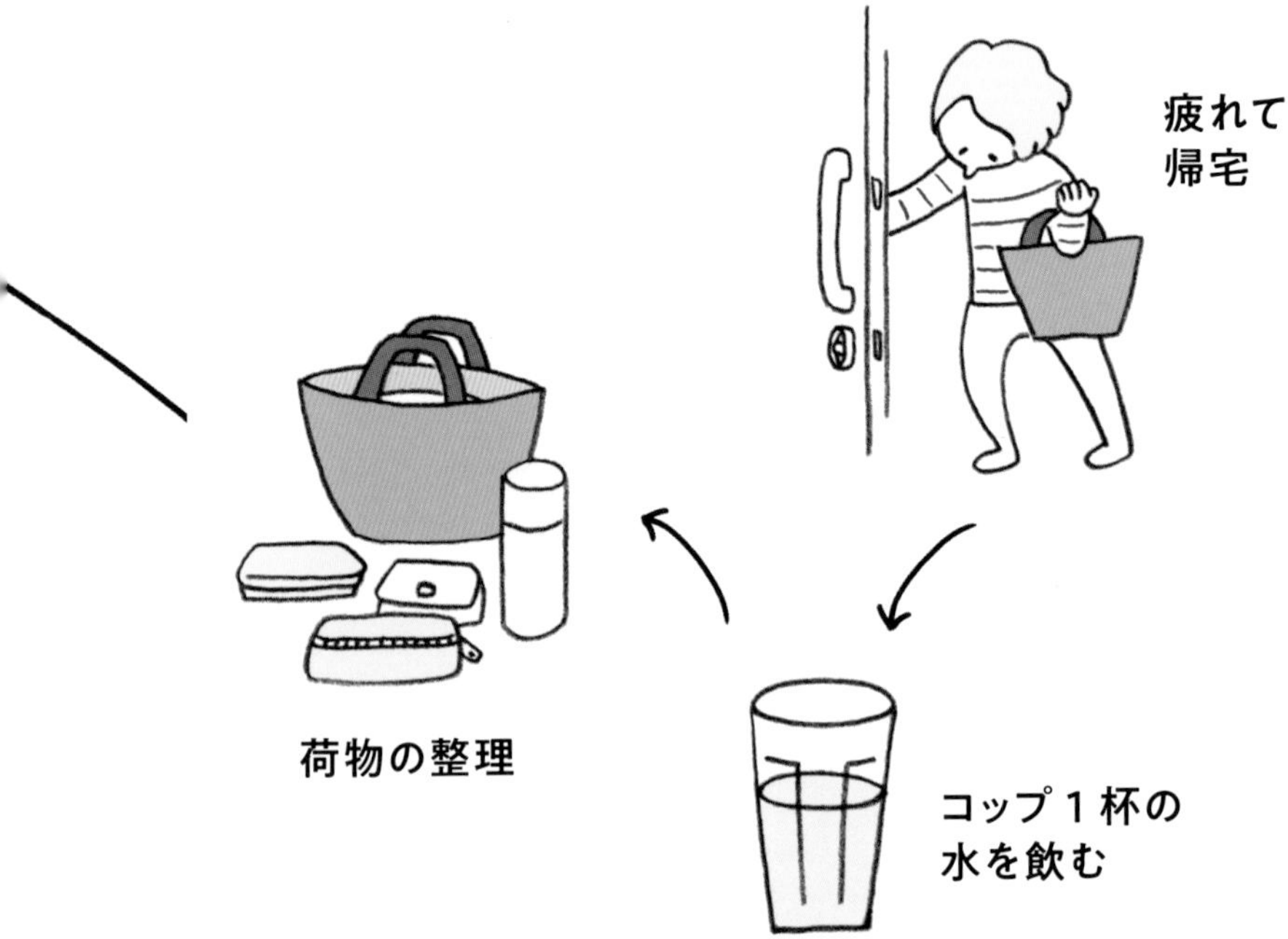

帰宅後に水を飲んだり荷物の整理をしたりといった、交感神経を鎮めて副交感神経を徐々に高めていくようなステップを挟むと、副交感神経がしっかりと働ける環境が整い、質のいいリラックスを得られます。結果的に、疲労からの回復力が高まり、その後の時間を有意義に使えるようになります。

- お風呂の準備
- 着替え
- 洗濯物を取り込む
- 夕飯の下ごしらえ

など

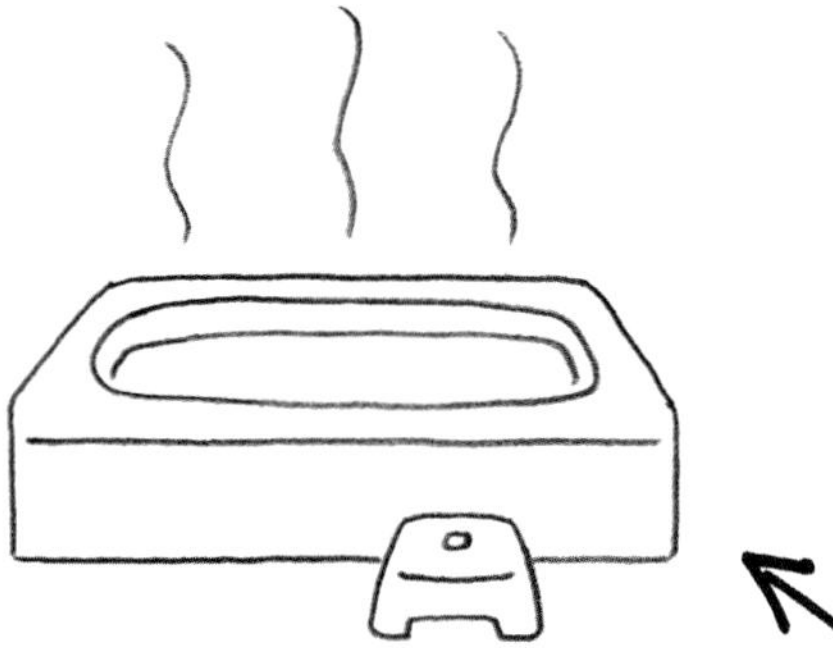

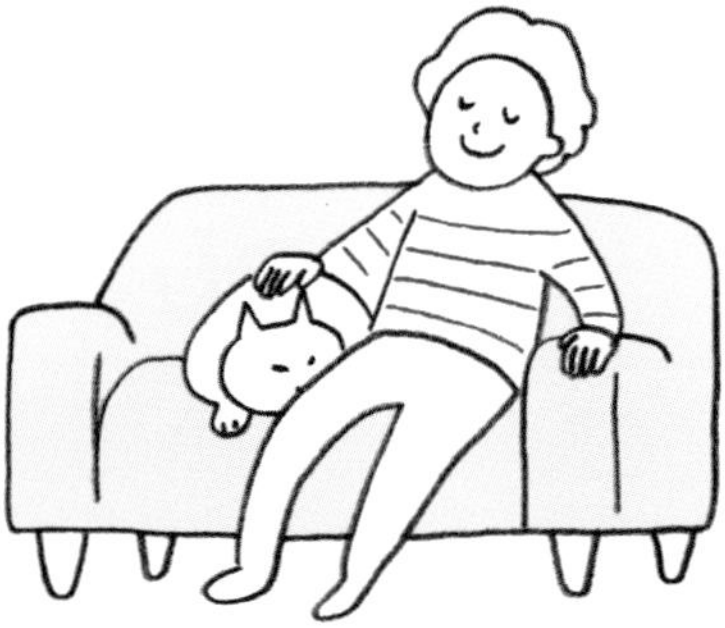

副交感神経が
働き始めた頃に
ソファでくつろぐ

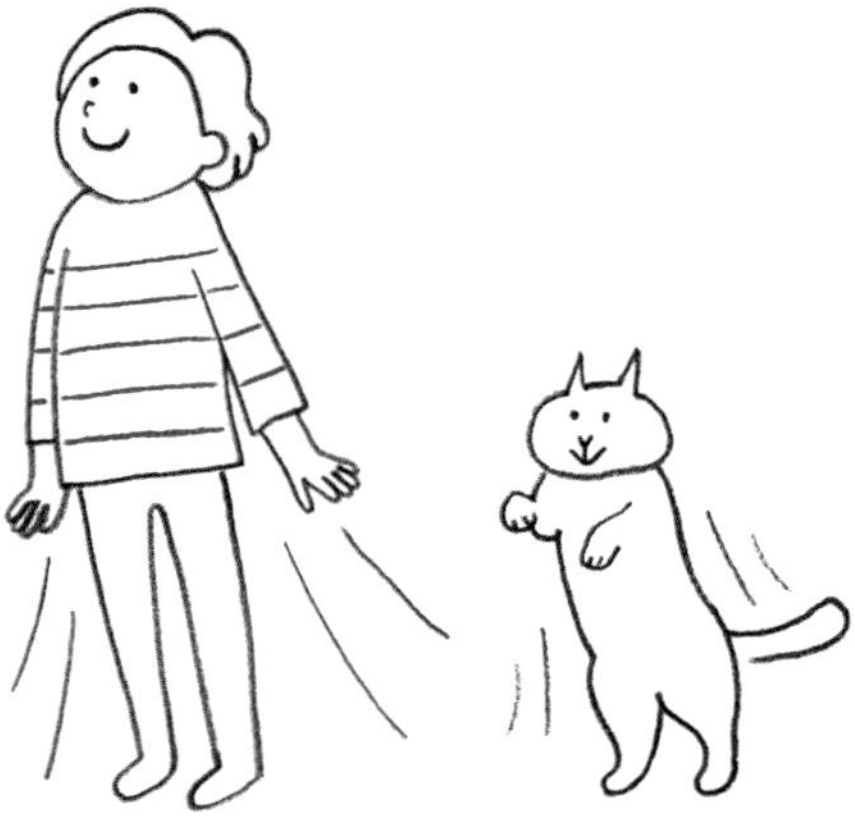

自律神経の
バランスが整って
サッと
立ち上がれる

9
「よく噛む」を意識して免疫力を高める

高齢者に多い悩みの1つが、口の渇きです。唾液の分泌をコントロールしているのも自律神経で、副交感神経の働きが落ちていることで唾液が減り、口の渇きを感じるようになります。

唾液には、IgA（アイジーエー）という成分が含まれていて、体内にウイルスが侵入しないよう入り口で防ぐという役割を担い、免疫力を高めています。インフルエンザやコロナなどウイルス感染による病気を遠ざけるためにも、唾液の分泌量を増やすような心がけが必要です。

噛んでフレイル＆認知症を予防する

唾液の分泌量を増やすには、よく噛むこと。プラスαの効果もあっておすすめです。よく、ひと口で20～30回噛みましょうと言われますが、これがやってみると案外大変で長続きしません。それよりも、食事の時間を測り、今15分で食べ終えているなら、それが20分になるように意識してみましょう。食事の時間を引き延ばすためにはゆっくりと食べる必要があり、自然と噛む回数が増えます。

噛むことを怠っていると、オーラルフレイルといって噛む力が弱まり、それによって柔らかい食べ物を好むようになると肉などの動物性たんぱく質の摂取量が減って栄養が偏ってしまい、全身の筋肉の質が変わってきます。すると今度は、本当のフレイルとなって体の機能まで衰えていってしまうのです。

噛む回数が増えると口の周りの筋肉を使うことになるので、自然と顔の筋トレができます。すると、見た目の若々しさを保てるのはもちろん、顔の筋肉を動かすことによって脳の血流量も増えるので、結果的に認知症の予防にもなります。

よく噛むことのメリット

ウイルスの侵入を防ぐ

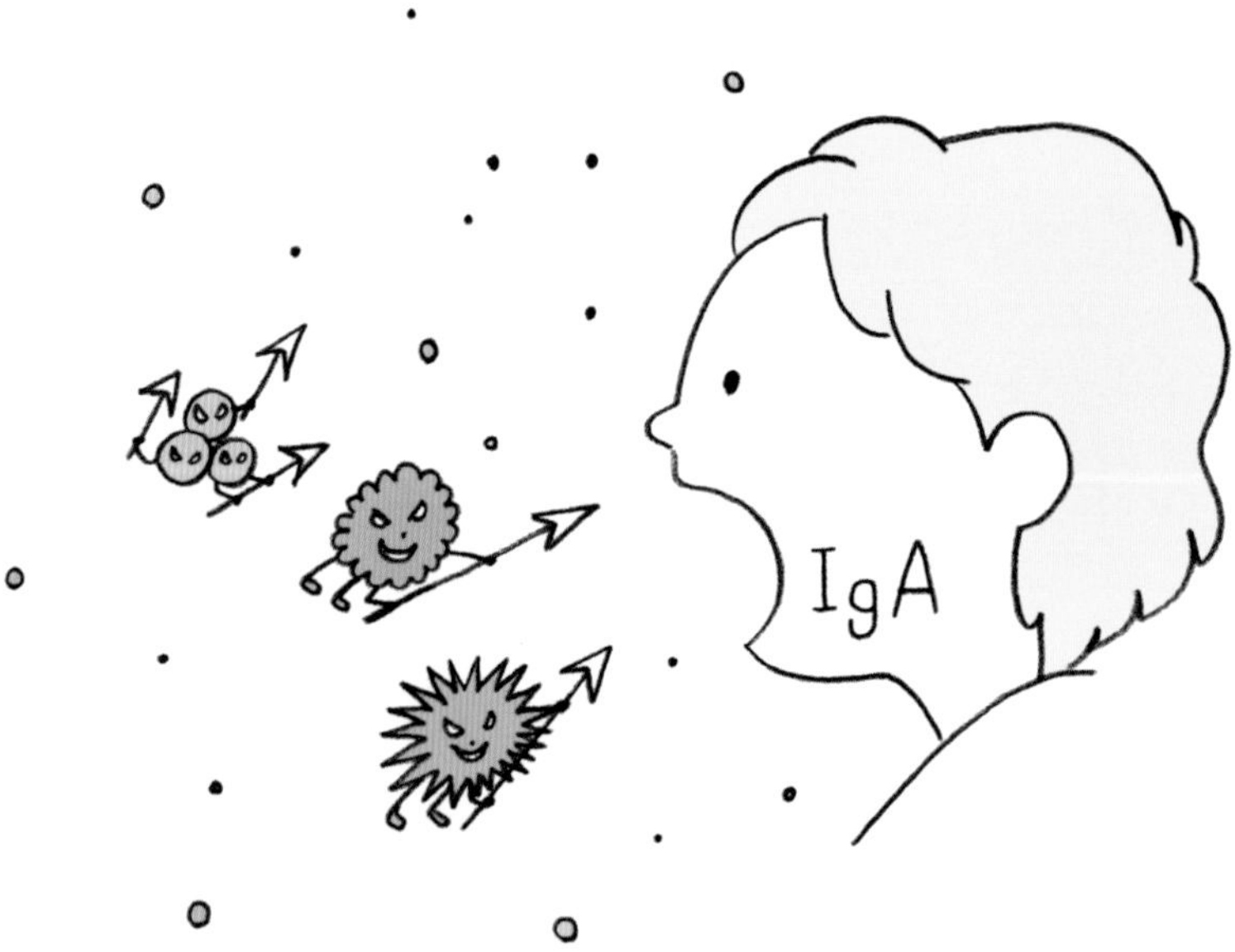

よく噛むことで唾液の量が増えると、口腔内でウイルスの侵入を防ぐ働きをするIgAの分泌量も増え、免疫力がアップします。病気を寄せつけない体を維持するためにも、食事の時間を今より5～10分長めにして、よく噛むことを習慣にしていきましょう。

栄養バランスが整う

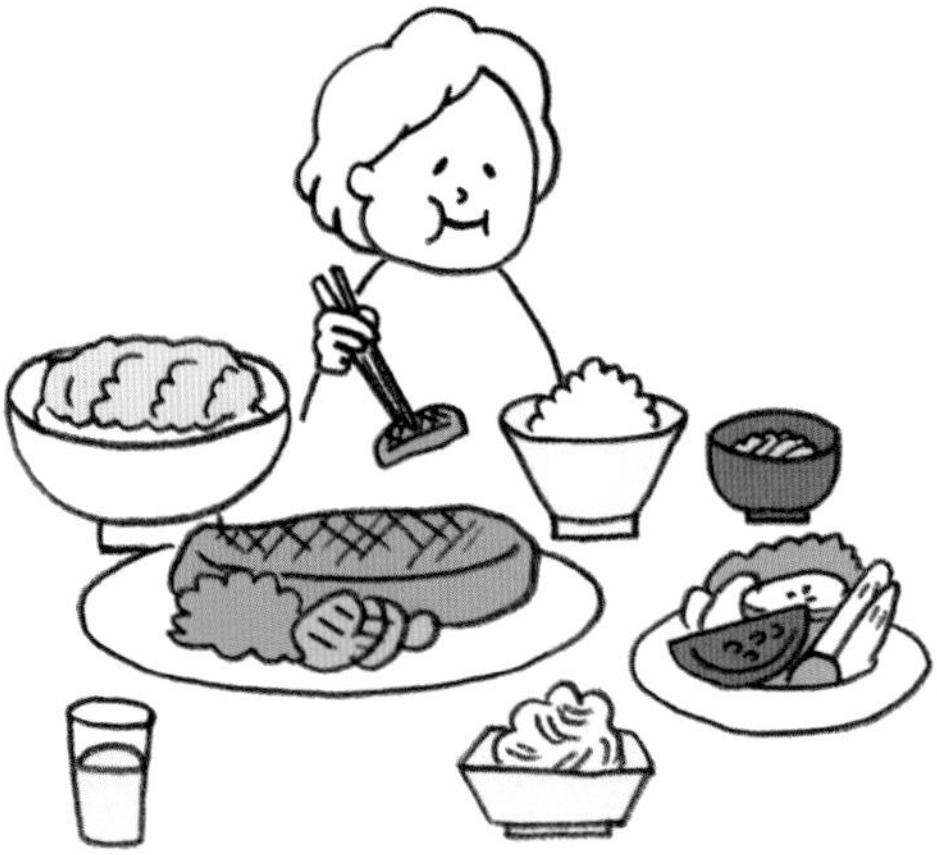

よく噛まずに食事をしていると、徐々に噛む力が衰えうどんなどの柔らかい食べ物を好むようになります。すると、栄養が偏るという悪循環に……。よく噛む習慣は、栄養バランスをよく保つためでもあるのです。

認知症の予防

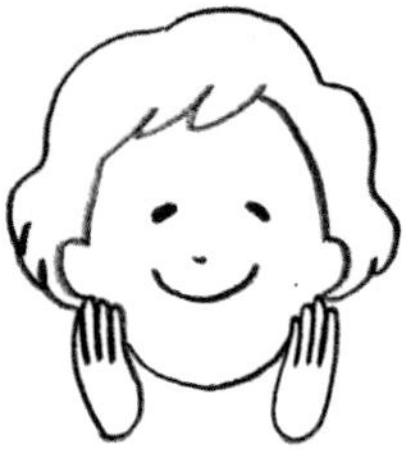

認知症は脳の血流悪化が大きな原因の１つです。もぐもぐと口を動かすだけでも頬、側頭部などたくさんの筋肉が使われているのがわかるはずです。筋肉が動けば血流はアップするので、１日３食、認知症予防のトレーニングも兼ねて、よく噛む生活を続けていきましょう。

10

3行日記で心を整理して、明日への準備を整える

私は30代の頃からかれこれ30年以上、寝る前に3行日記を書くことが習慣になっています。今日1日を振り返り、最近の自分の心模様や関心のあることなどを客観視できる、とても大切な時間です。

仕事をしていてもしていなくても、人生における特別な日というのはそれほど多くはなく、同じような毎日の繰り返しによって日々は過ぎていきます。だからこそ、その日の反省点やよかったことを探して書き留めることが、今日の1日を特別な1日にしてくれるのです。

今を生きている自分を大切にできるようになる

1　今日、できなかったこと、よくなかったこと
2　今日、できたこと、よかったこと
3　明日、やりたいこと

3行日記に書くのは、この3つだけ。書き留めるのは、手帳でもノートでもかまいませんが、必ず手書きでゆっくり書くようにします。そして、書くときには1〜3の順番を守るのが、自律神経を整えるコツです。

1は、「出かける間際に鍵が見つからなくてバタバタしてしまった」という日常の小さなことにも目を向けて書くようにします。2は、自分を褒める気持ちで、「1回5分の片付けができた」「ため息スクワットを午前と午後に1セットずつやった」など、できたことを丁寧に綴ります。そして最後に、**明日、やりたいことを書きましょう。書くことで頭にしっかりとインプットされ、明日を活動的に過ごす土台ができます。**

3行日記で今日を特別な1日に変え、明日への原動力を養いましょう。

3行日記の書き方

1. 今日、できなかったこと、よくなかったこと
2. 今日、できたこと、よかったこと
3. 明日、やりたいこと

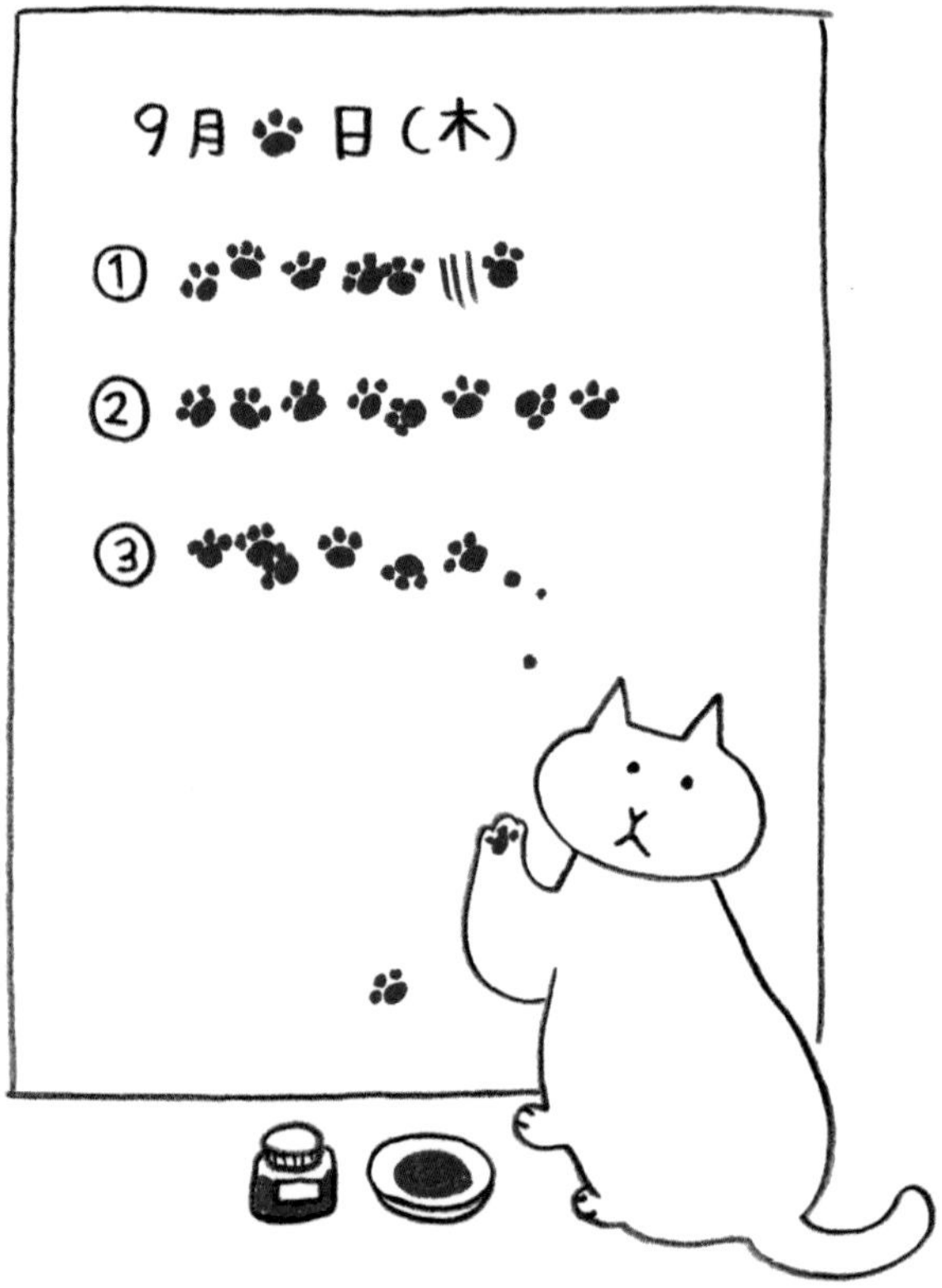

手帳やノートなどに、今日の日付と曜日を記入して、1、2、3の順番で書き留めます。お気に入りのノートやペンを使うと、より心が落ち着いて、自律神経が整いやすくなりますよ。

3行日記のルール

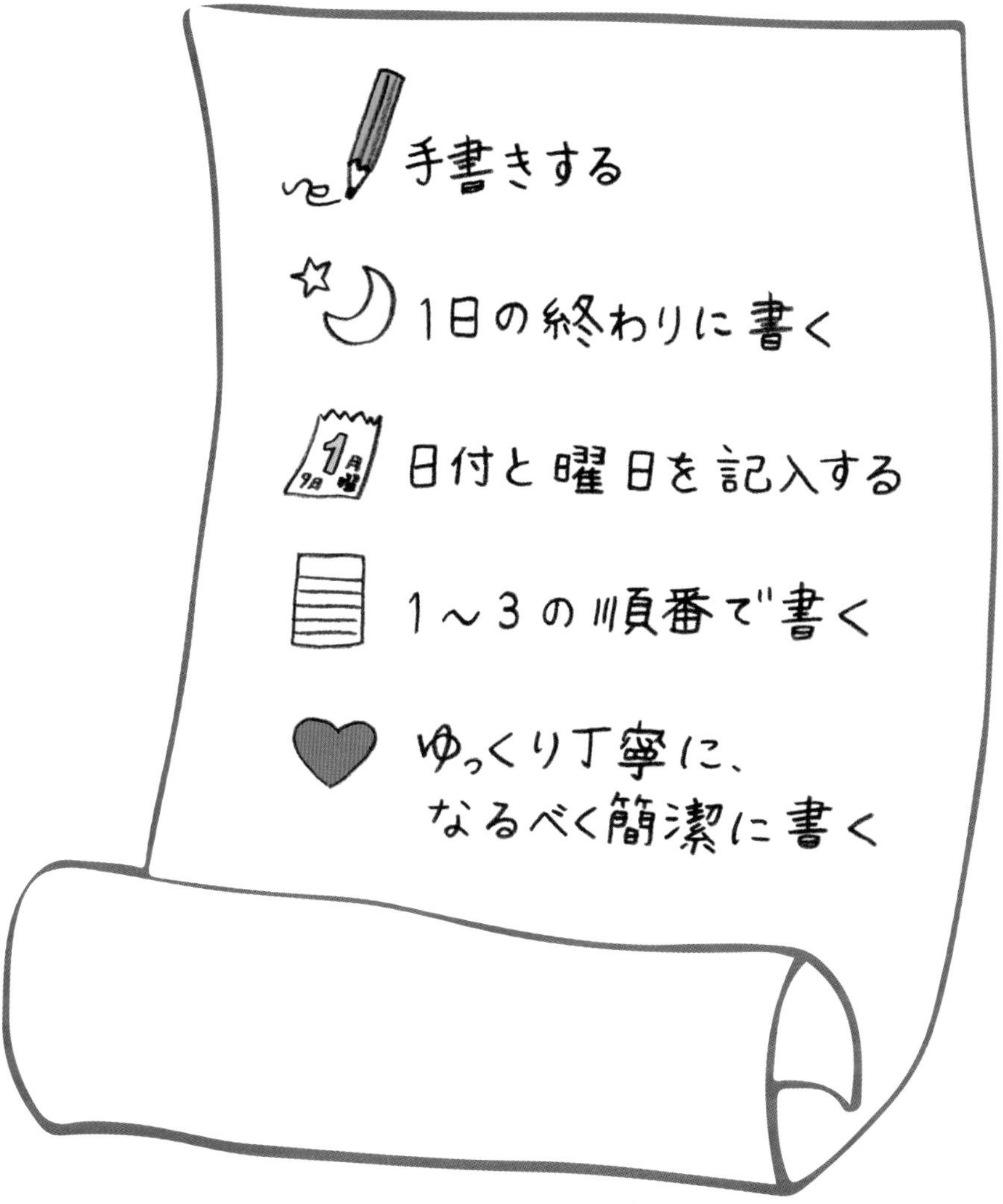
手書きする
1日の終わりに書く
1月 9日 曜
日付と曜日を記入する
1～3の順番で書く
ゆっくり丁寧に、
なるべく簡潔に書く

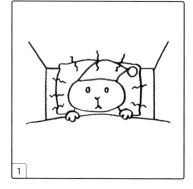

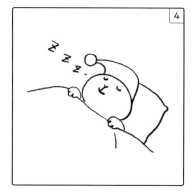

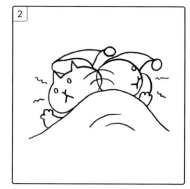

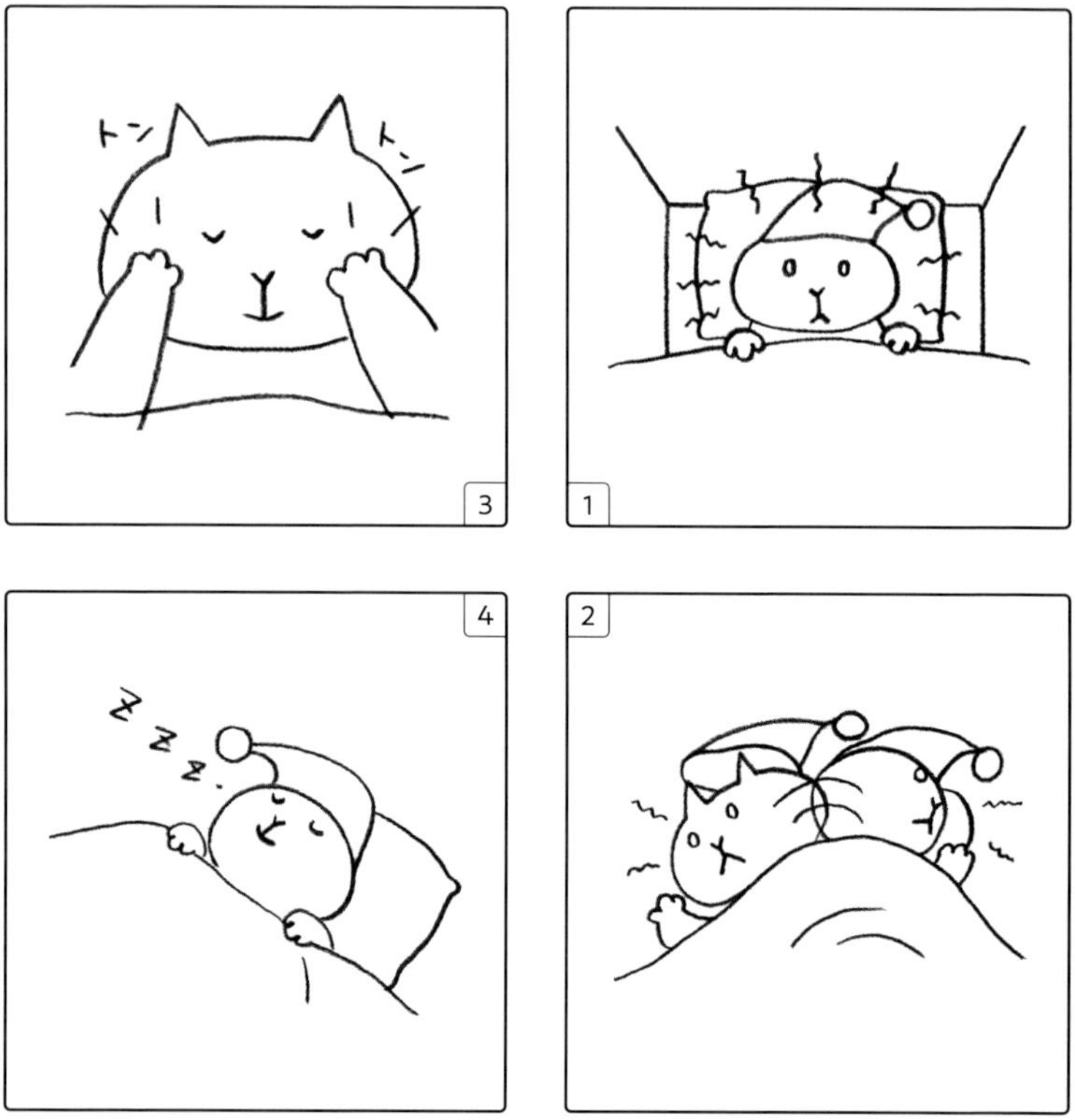

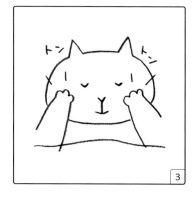

こんなときに実践！

- 布団に入ってもなかなか寝つけない
- 寝る前のルーティーンが崩れてしまった
- 眠りの質をよくしたい

眠れない夜の「顔タッピング」

横になった状態で目を瞑り、両手の指の腹を使っておでこからあごまで顔を優しく「タッピング」。皮膚に触れるか触れないか程度のごく軽い力で、トントントンと一定のリズムでタッピングを繰り返すことで副交感神経が働くようになり、心地よい眠りへといざなってくれます。

第3章

腸活と睡眠で元気と幸せを底上げする

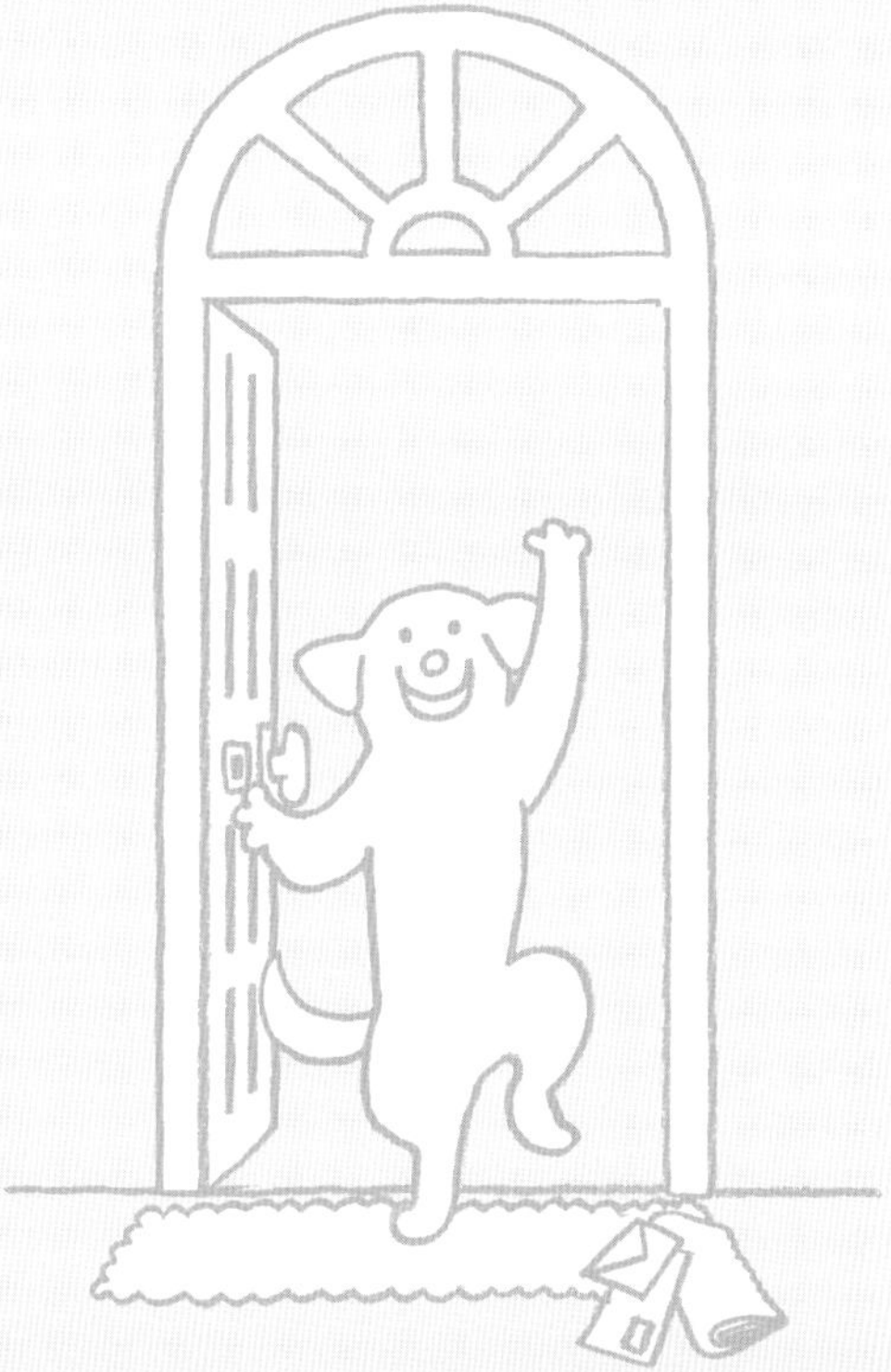

これからの人生をよりよくするために腸活と睡眠に取り組んで自律神経の総合力を高める

「あ、間に合わない！」。点滅する青信号に慌てて駆け出した瞬間、交感神経のスイッチがカチッと入ります。交感神経は日常のちょっとしたことで簡単に働くものだからこそ、第2章でご紹介した10の技で、その都度、副交感神経を刺激してリカバリーすることがとても重要です。

その一方で、自律神経のベースとなる総合力を少しでも高く維持できるよう、長期的に取り組みたいことがあります。

自律神経の総合力というのは、車のガソリンが満タンのときのようなイメージです。自律神経がもっともよく働けるよう、いつでも準備ＯＫの状態にしておけば、リカバリーにかかる時間も短縮され、自律神経の負担は減り、体の調整がスムーズに行われるので体調のいい日々をキープしやすくなるのです。

自律神経のメインの働きである血流のコントロールも、質のいい血液が流れることで、自律神経の負担を減らすことができます。腸活に取り組む目的はまさにそこで、腸で作られる血液の質をいい状態に保つために、腸内環境の改善に取り組んでいただきたいのです。また、腸活の効果を最大限に引き出すために欠かせない睡眠についてもこの章で触れていきます。

腸活と睡眠は年齢に関係なく、健康に生きたいと願うすべての人が真剣に向き合いたい超重要課題です。一生続けていく習慣として、１つずつ自分のものにしていきましょう。

加齢とともに便秘がちになるのは副交感神経の働きが低下するから

若い頃はそうでもなかったのに、年をとってから便秘がちになり、整腸剤のお世話になっているという方は案外多いものです。若い方でも便秘に悩んでいる方はたくさんいますが、その理由はどちらも自律神経にあります。

腸内では蠕動運動と言って、腸が収縮と弛緩を繰り返しながら波打つようにして便を移動させ、体外へと排出しています。つまり、この蠕動運動がうまくいかないと便が排出されずに便秘になるわけですが、蠕動運動のコントロールもまた、自律神経が担っているのです。

便秘を解消して質のいい血液をつくる

活動モードの交感神経がメインで働いているときは、蠕動運動は停滞気味になります。反対に、リラックスモードの副交感神経がメインで働いているときに、蠕動運動は活発になります。

若いときは、睡眠時間を削ってでも遊び、活動時間が増えることで交感神経が優位な時間が長くなり、便秘を招きます。一方、**年を重ねると副交感神経の働きが落ち、相対的に交感神経が優位になるために便秘になります。**

本書で紹介しているのは、副交感神経が働きやすい環境を整えるための技や知恵ですが、それらの取り組みは自律神経のバランスを安定させやすくするのはもちろん、同時に腸の働きもよくしてくれます。

この後、詳しくご説明していきますが、腸と自律神経は互いに影響し合う関係にあり、また、**腸は質のいい血液を生み出すための重要な器官です。健康長寿を実現するためには、自律神経と腸、両方を一緒によくしていくような働きかけがとても大事**になります。

健康の両輪である「自律神経」と「腸」をよく保ち病気を寄せつけない体に

健康の両輪は、血流をコントロールする「自律神経」と、血液を生み出す「腸」にあると私は考えています。

血液と血流は切り離して考えられるものではなく、血液がドロドロならその流れはドブ川のように悪くなりますし、血液がサラサラでも血流に問題があれば流れが堰き止められてしまいます。ですから、血液を作りだす腸内の環境をよく保つことと、血流をコントロールしている自律神経がよく働くように日々を送ること。これを一緒に進めていく必要があるのです。

腸内環境が悪くなると、病気になるリスクが高まる

「脳腸相関」という言葉を聞いたことがあるでしょうか。**腸と脳は、自律神経系やホルモンなどを介してつながっていて、互いに影響を与え合っています。**例えば、緊張するとお腹が痛くなるのは、いつもとは違う環境によるストレスを脳がキャッチして交感神経が過度に働いた結果、腸にも影響を及ぼしているからです。

互いに影響を与え合う関係だからこそ、腸活に取り組むことが自律神経をよく働かせることにもつながると言えるわけなので、腸活を後回しにせず、腸にいい生活が当たり前の日常になるようにしていきましょう。

腸活に取り組むメリットは、自律神経以外にもあります。腸内環境は、善玉菌や悪玉菌などの腸内細菌の比率によって良し悪しが決まりますが、腸内細菌のバランスの悪さが肥満、糖尿病、大腸がん、動脈硬化症などの疾患と密接に関係していることが明らかになっています。また、ウイルスや菌、がん細胞などを撃退する免疫細胞のおよそ7割は腸でつくられるため、病気を遠ざけて元気で長生きするためにも腸活は必須です。

わくわくした気持ちにも腸が深く関係している

腸はたくさんの神経が集まる、脳にも負けないくらいインテリジェントな器官です。腸には血液を作るというとても重要な役割がありますが、それと同じくらい大切なのが、「わくわく」や「幸せ」といったポジティブな感情を生み出す「セロトニン」という神経伝達物質が腸で作られているという事実です。

セロトニンは、別名「ハッピーホルモン」と呼ばれるほど幸福感に直結する物質なのですが、セロトニンのおよそ95%が腸で作られていると知れば、いかに、腸内環境を良好に保つことが大切かがおわかりいただけることでしょう。

前向きな気持ちを支えるハッピーホルモンは腸で作られる

年齢を重ねても好奇心を失わず、**「あれは面白そうだな」「今度、行ってみるか」など新しいことをポジティブに受け入れて、わくわくと日々を生きるためには、このセロトニンの分泌が不可欠**なのです。

しかし、便秘などで腸内環境が悪化してしまうと、当然ながら、セロトニンの分泌量も減ってしまいます。

便秘で下腹部が重苦しかったり、ガスが溜まってお腹が張っていたりすると、それだけで不快ですし動きたくなくなりますよね。すると、ますます副交感神経の働きが下がって腸の働きは低下、セロトニンの分泌量も減ってやる気も遠のく、という悪循環に陥ってしまいます。

腸の好不調は、自律神経の好不調とつながっていますし、メンタルの好不調ともつながっています。腸が整うと、止まっていた人生の時間が動き出す。大袈裟でもなんでもなく、そのくらい腸がもたらす心身への影響というのは大きいのです。

血液の質は腸内環境の良し悪しで決まる

「人は食べたものでできている」とよく言われますが、まさにその通りです。食べ物から得た栄養を全身およそ37兆個の細胞に届けることで代謝が行われ、細胞レベルから元気になれるのです。

細胞がイキイキとして機能していれば、内臓もしっかり働いて不調を感じにくい体になりますし、疲れからの回復力も高まって1日を元気に過ごせます。細胞の代謝が活発なら肌艶もよくなりますし、メンタルも安定するので、何よりも自分自身が快適に毎日を過ごせることでしょう。

善玉菌のお花畑を咲かせて、腸内環境を良好に保つ

細胞に栄養を届けるには、サラサラで質のいい血液が必要です。しかし、腸内環境がよくないと、質のいい血液を作り出すことはできません。

「腸内フローラ」という言葉をご存じでしょうか。これは、腸内細菌が集まって腸壁に張り付く様子がお花畑のように見えることから生まれた言葉です。

腸内細菌には、体にいい働きをする善玉菌、体に悪い影響を与える悪玉菌、善玉菌と悪玉菌のうち数が多いほうに味方をする日和見菌の３つがあります。理想は、善玉菌が優勢の腸内フローラを維持すること。そのためには、善玉菌のエサとなるような食べ物を日常的に摂取して、善玉菌を増やすことがカギになります。

善玉菌のエサになる食べ物は、同時に、便秘解消にも役立ちますので、諦めずに食生活の改善に取り組んでいきましょう。便秘が長く続いて悪玉菌優勢の腸内フローラになると、毒素を含んだドロドロの血液が全身を巡ることに……。そんな事実を突きつけられたら、腸内環境の改善に取り組む気持ちになりますよね。

腸内環境を整える第一歩は、善玉菌のエサになる食事から

腸内環境を良好に保つためには、やはり、食生活の改善が最優先であり最重要です。腸内環境は遺伝ではなく、後天的な努力によって改善していけることがさまざまな研究によって明らかになっていますので、やればやった分だけ健康に近づけるということを心に留めておいてください。

今、便秘で悩んでいるという方も、便秘予防のための取り組みをしたいという方もすべきことは同じですので、これからの健康のために一緒に取り組んでいきましょう。

お腹の調子を整える食品を積極的に食べましょう

最初に断っておきますが、毎日排便がないからといって、それが便秘とは限りません。2〜3日に1回でも排便後にすっきりとした感覚があるのならば、それがその人に合った排便リズムであって、便秘とは言いません。反対に、毎日のようにお通じがあってもすっきりしない、お腹が張っているような感覚がある、オナラが臭いなどがあるようであれば、それは腸内環境が悪化しているサインで、便秘の仲間です。

腸内を善玉菌優勢の環境にしておくためのキーワードは、善玉菌が増殖するためのエサとなる発酵食品、食物繊維、そして、レジスタントスターチ（難消化性でんぷん）の3つ。腸内環境の改善に取り組んで損することはありませんので、次のページからを参考に食生活を少しずつ見直していきましょう。

また、便意があってもなくても、毎朝、朝食後にトイレに行って便座に座ることを習慣づけるようにしてみましょう。そのうち、体がリズムを覚えて、朝食後に排便するように整っていくはずです。

腸内環境をよくする3つのキーワード
発酵食品・レジスタントスターチ・食物繊維

腸内環境を良好に保つ3つのキーワードについて、説明をしていきましょう。

［発酵食品］ヨーグルト、みそ、納豆、チーズ、ぬか漬け、キムチなど

発酵食品には、善玉菌の仲間がいろいろと含まれています。代表的なのは、乳酸菌を含むヨーグルト、チーズ、ぬか漬け、キムチ、麹菌を含むみそ、納豆菌を含む納豆などです。

さまざまな食品を食べるほうが腸内環境にはプラスに働くので、ここで挙げた発酵食品は1日の中で何種類かを食べられるのがベストですが、毎日、毎食、それを意識して食べ続けるのも大変ですよね。

そこで、私がいつもおすすめしているのが、ヨーグルトを食べることです。ヨーグルトは調理の手間がなく、手軽に食べることができ、カップ入りの小分けタイプならスプーン以外に洗い物も出ません。また、毎朝や毎夕に食べると決めてしまえば、習慣化するのも容易です。これで毎日、最低でも1種類の発酵食品を食べることができます。

ヨーグルトは商品によって乳酸菌の種類が異なるので、自分のお腹に合うヨーグルトを見つけましょう。同じ種類のヨーグルトを2週間ほど毎日食べて、お腹の調子に変化がなければ別のヨーグルトを2週間食べる。それを繰り返すことで、自分にぴったりのヨーグルトが見つかります。

［レジスタントスターチ］冷めたご飯、青いバナナ、冷めたじゃがいもやさつまいもなど

消化されない（レジスタント）でんぷん（スターチ）だから、レジスタントスターチ。

これまで、ご飯や麺、いも類から摂取できるでんぷんは、小腸ですべて消化・吸収されると考えられてきましたが、近年の研究で、大腸まで届く難消化性のでんぷん（レジスタントスターチ）であることが明らかになりました。

大腸まで届く難消化性の繊維質としては、食物繊維よりもレジスタントスターチのほうが多く、大腸の奥のほうまで届くこともわかってきて、今、とても注目されています。レジスタントスターチは食物繊維と同じく、善玉菌のエサとなって便の嵩を増やす働きがあります。

レジスタントスターチは、冷めたご飯、冷やし麺、冷めたじゃがいもやさつまいもを使った料理などから摂取できるので、まずは、1日3食バランスよく食事を摂ることを心がけましょう。

ご飯やいも類に含まれるレジスタントスターチは、加熱すると消化しやすい構造に変化し、冷めると難消化性の繊維質へと変化します。ですから、いも類を使った煮込み料理などは、冷めてから食べるほうが便秘の解消に役立ちます。ご飯もおにぎりにして冷めてから食べるなどの工夫でレジスタントスターチを効率よく摂ることができます。

［食物繊維］オクラ・山芋などのネバネバ食材や大豆、バナナ、ごぼうなど

発酵食品と合わせて摂りたいのが、食物繊維です。食物繊維は小腸で消化・吸収されず、大腸にまで届き、善玉菌のエサとなって便の嵩を増やしてくれます。

食物繊維には、水に溶けやすい性質の水溶性と、溶けにくい性質の不溶性とがあります。あまり便秘で悩んでいない方は、どちらの食物繊維もバランスよく摂ることを心がけることが大切です。すでに便秘でお悩みの方は、不溶性を摂り過ぎるとお腹が張ることがあるので、意識的に水溶性を摂るようにしてみましょう。

水溶性と不溶性食物繊維の一覧表が１１１ページにあるので参考にしてください。

腸内環境を整える
3つのキーワード

発酵食品

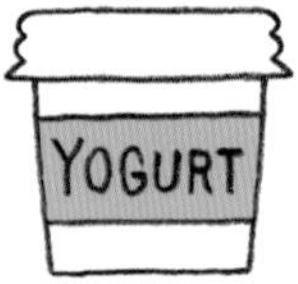

ヨーグルト

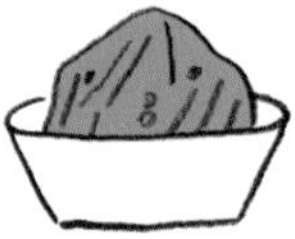

みそ

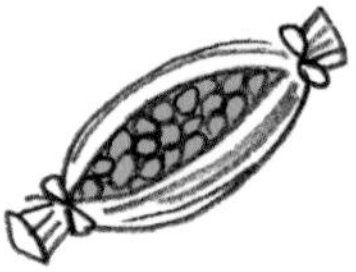

納豆

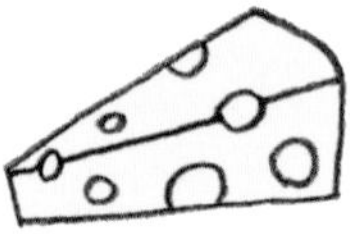

チーズ

ぬか漬け

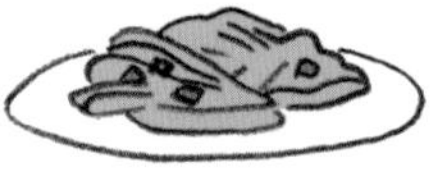

キムチ

レジスタントスターチ

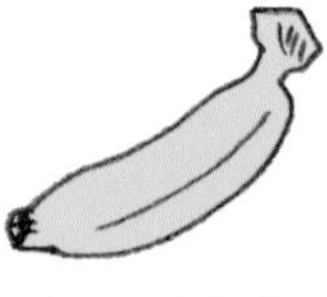

青いバナナ

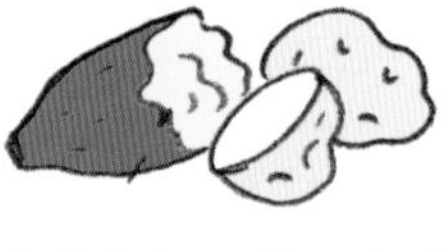

冷めたじゃがいもや
さつまいも

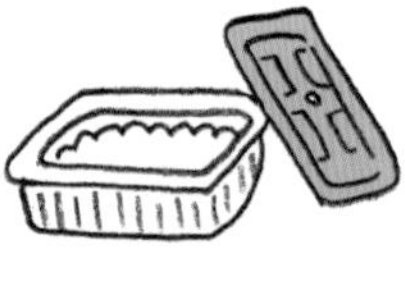

冷めたご飯

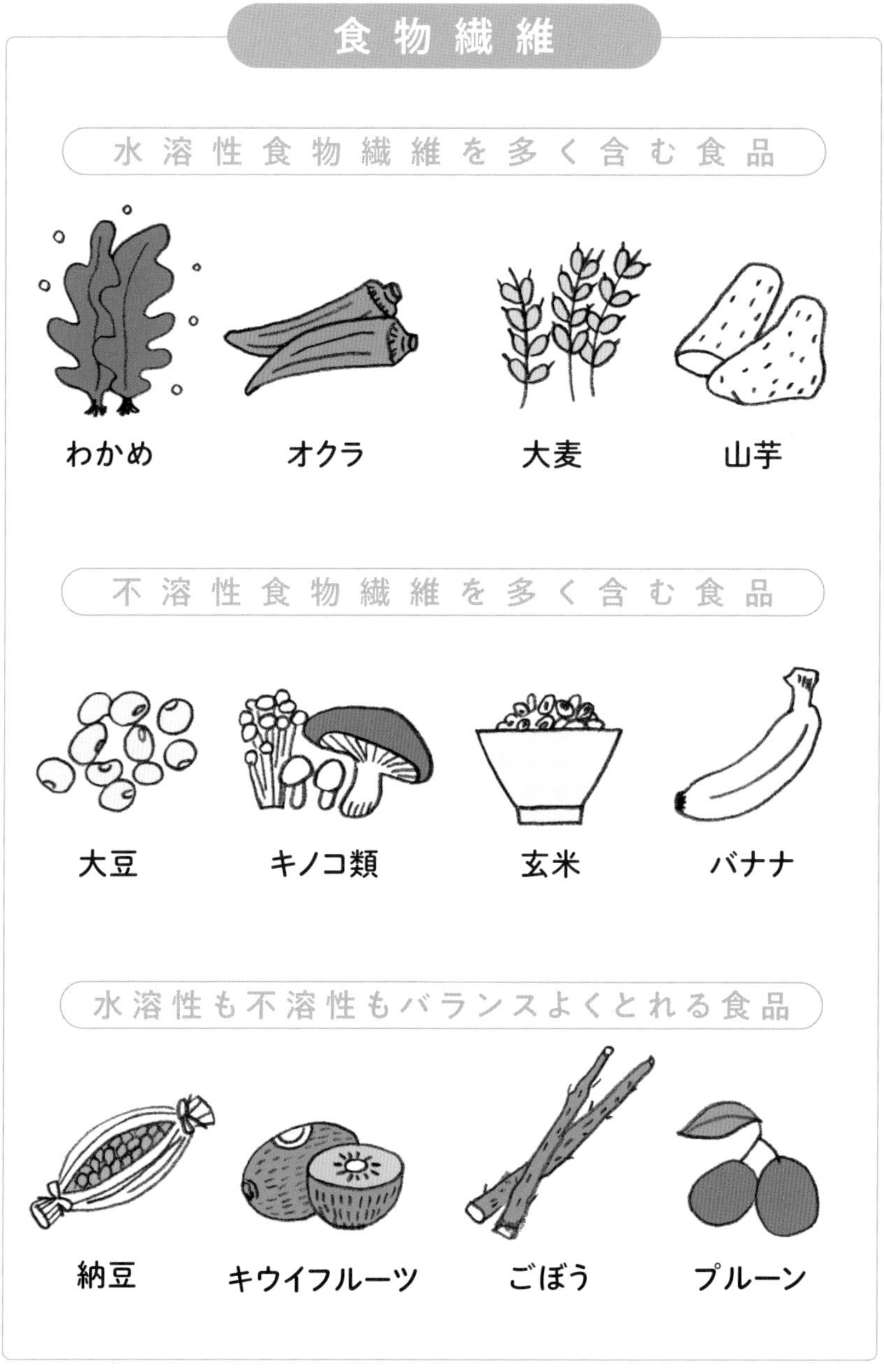
食物繊維
水溶性食物繊維を多く含む食品
わかめ
オクラ
大麦
山芋
不溶性食物繊維を多く含む食品
大豆
キノコ類
玄米
バナナ
水溶性も不溶性もバランスよくとれる食品
納豆
キウイフルーツ
ごぼう
プルーン

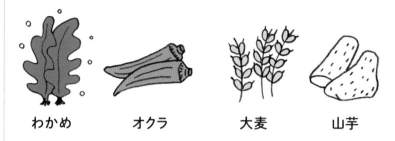

何を食べようか迷ったときのお助け〝おかずみそ汁〟

みそ汁を飲むと、ほっとしますよね。あれは、温かい飲み物が胃腸を通り抜けるときに血流を促進し、副交感神経の働きが高まるから。

みそ汁を飲むだけでも自律神経を整える効果が期待できますが、もう一歩進んで健康への効果を高めるためには、具沢山にするのがいいでしょう。

みそは善玉菌を含む発酵食品で、いろいろな野菜と煮込んでしまえば、善玉菌のエサとなる食物繊維を一緒に摂ることができます。具をたっぷり入れた〝おかずみそ汁〟にすれば、ご飯とみそ汁だけでも栄養バランスがかなり整います。

豆腐、野菜、キノコ類、海藻類でおかずみそ汁に

みそ汁の具の定番である豆腐は、大豆に含まれるレシチンが副交感神経の働きをサポートします。野菜やキノコ類は何を入れるかにこだわるよりも、なるべく彩りがよく種類が多くなるように心がけたほうが、さまざまな栄養を摂れるのでおすすめです。それでも、**何を入れるか迷ってしまう日には、不溶性食物繊維が摂れる、大根、キャベツ、なめこなどのキノコ類、わかめなどの海藻類をたっぷり入れましょう。**

血圧が高めの方は、みそ汁の塩分が気になるかもしれません。しかし、広島大学の研究グループが、食卓塩と同量の塩分をみそ汁から摂取しても、みそ汁の場合、血圧は上昇しないという発表を２０１７年にしています。

私が腸内環境改善のために考案した「小林式・長生きみそ汁」のみそ玉は、「赤みそ・白みそ　各80g、リンゴ酢　大さじ1、玉ねぎのすりおろし　１５０g」を混ぜ合わせ、10等分にして凍らせて作ります。みそ玉1個にお湯をかけるだけで簡単にみそ汁が作れますので、こちらもぜひお試しください。

自律神経の安定と腸活のためにも睡眠が大事

腸活に取り組んだ効果を最大限に引き出し、また、自律神経のバランスを整えるために大切なのが、質のよい睡眠です。

なかなか寝つけない、夜中に何度も目が覚める、朝スッキリ起きられない。睡眠に関する悩みもまた、加齢とともに増えていきます。睡眠中には副交感神経がメインで働きますが、しっかり眠れていないと副交感神経の働きが落ちてしまい、自律神経のバランスはどんどん乱れていきます。日中、交感神経ばかりが働けば、夜になってまた眠れないという悪循環で、眠りの質はさらに悪くなってしまうのです。

体のメンテナンスは就寝中に行われている

睡眠は体や脳を休ませると同時に、全身のメンテナンスを行う大切な時間です。**新たに食べ物が入ってこない夜中こそ胃腸は活発に働いて、体外に不要なものを排出する準備を進めます。**どれだけ腸活に励んで腸内の善玉菌を増やすような食事を摂ったとしても、便秘になってしまうとその効果は望めません。だからこそ、睡眠中に腸がしっかりと働くように、睡眠の質を上げていかなければならないのです。

睡眠中には傷ついた血管壁も修復されますが、よく眠れない日が続くと修復が追いつかなくなり、動脈硬化を引き起こす一因にもなります。また、寝ている間に血圧が下がりにくくなって高血圧になりやすくなるなど、生活習慣病のリスクも高まります。

さらに言えば、脳内の老廃物なども寝ている間に排出されるようなシステムが整っており、質のいい睡眠が認知症の予防になるとも言われています。

よく眠るためには、日が沈んでからの過ごし方を見直してみましょう。生活習慣をほんのちょっと変えるだけで、眠りの質はグッとよくなりますよ。

眠る前のルーティーンを決めて副交感神経を働きやすくする

自律神経はリズムの整った暮らしを好みます。とくに、副交感神経を徐々に上げていき、心地よくスーッと眠りにつきたい夜は、「あれをしてこれをして、あ、あれを忘れてた！」などと落ち着きなくあくせくするのではなく、「あれをしたら、次はこれをする」というふうにルーティーンを決めて、感情のアップダウンを極力減らし、凪いだ海のように穏やかな時間を過ごしたいもの。

とはいえ、あまりにも厳密に7時になったらご飯を食べ始める、などと決めてしまうとそれもまたストレスのもと。だいたいこのくらいという目安を決めておきましょう。

夕食後にのんびり過ごせる生活リズムを構築する

「太陽が沈んだら、リラックスモードの副交感神経がよろこぶような行動をする時間帯だな」。まずは、そんなふうに気持ちを切り替えるところからスタート。しゃべるのも動くのもゆったりモードに切り替えます。

夕食後の3時間は、消化・吸収のゴールデンタイム。落ち着いた気持ちで過ごすことで副交感神経が働きやすくなり、胃腸もよく働いて、消化・吸収がスムーズになります。横になってダラダラ過ごすというよりは、自分が心地いいと感じる音楽に触れたり、部屋の照明を少し暗くするなどして、リラックスしやすい環境を整えましょう。

そして、寝る1時間半~2時間前には入浴をして、体を温めます。入浴後は、スマホやパソコン、テレビなどに長時間触れ合わないようにします。

スマホなどのデジタル機器が発する光や音は、リラックスではなく人を覚醒に向かわせます。すると副交感神経の働きが鈍り、睡眠の質が落ちてしまう大きな原因にもなります。就寝の30分前には完全にシャットアウトするのがおすすめです。

入浴のひと工夫で寝つきは断然よくなる

「たいして汗もかいてないから、サッとシャワーを浴びるくらいでいいや」。高齢になると自律神経の衰えから汗をかきにくくなることや、面倒くさがりになるなどして、入浴をせずにシャワー浴だけで済ませる日が増えていく傾向があるようです。

とくに夏は浴槽に湯を張って入浴する回数が減りがちですが、千葉大学の研究によると、入浴回数が週2回以下の高齢者に比べ、週7回以上入浴する高齢者は、要介護認定になるリスクがおよそ3割も少なかったそうです。やはり、入浴は血行を促進し、自律神経の働きをサポートする効果があるのがその理由でしょう。

深部体温をいったん上げてから下げるのがポイント

入浴をすると体が内側から温まって深部体温が上がり、入浴後は１時間半くらいかけて下がっていきます。この下がったときに副交感神経が活性化して眠気を引き起こし、心地よい眠りへといざなってくれます。ですから、入浴の目的はリラックスだけでなく、いったん深部体温を上げるためとも言えるのです。

私は、自分自身も実験台となり、さまざまな実証実験を繰り返した結果、これぞ最強の入浴法というものにたどり着きました。

お湯の温度は体温よりやや高い39〜40度。41度以上になると交感神経を刺激してしまってかえって寝つきが悪くなる可能性があります。そして、最初の５分は肩まで湯に浸かり、次の10分はみぞおちまでの半身浴にします。

この入浴法で血管が拡張されて体がリラックスモードに入りやすくなり、徐々に体温が下がっていくことで質のよい睡眠を得られるようになっていきます。

寝つきがよくなる最強の入浴法

①肩まで浸かって5分

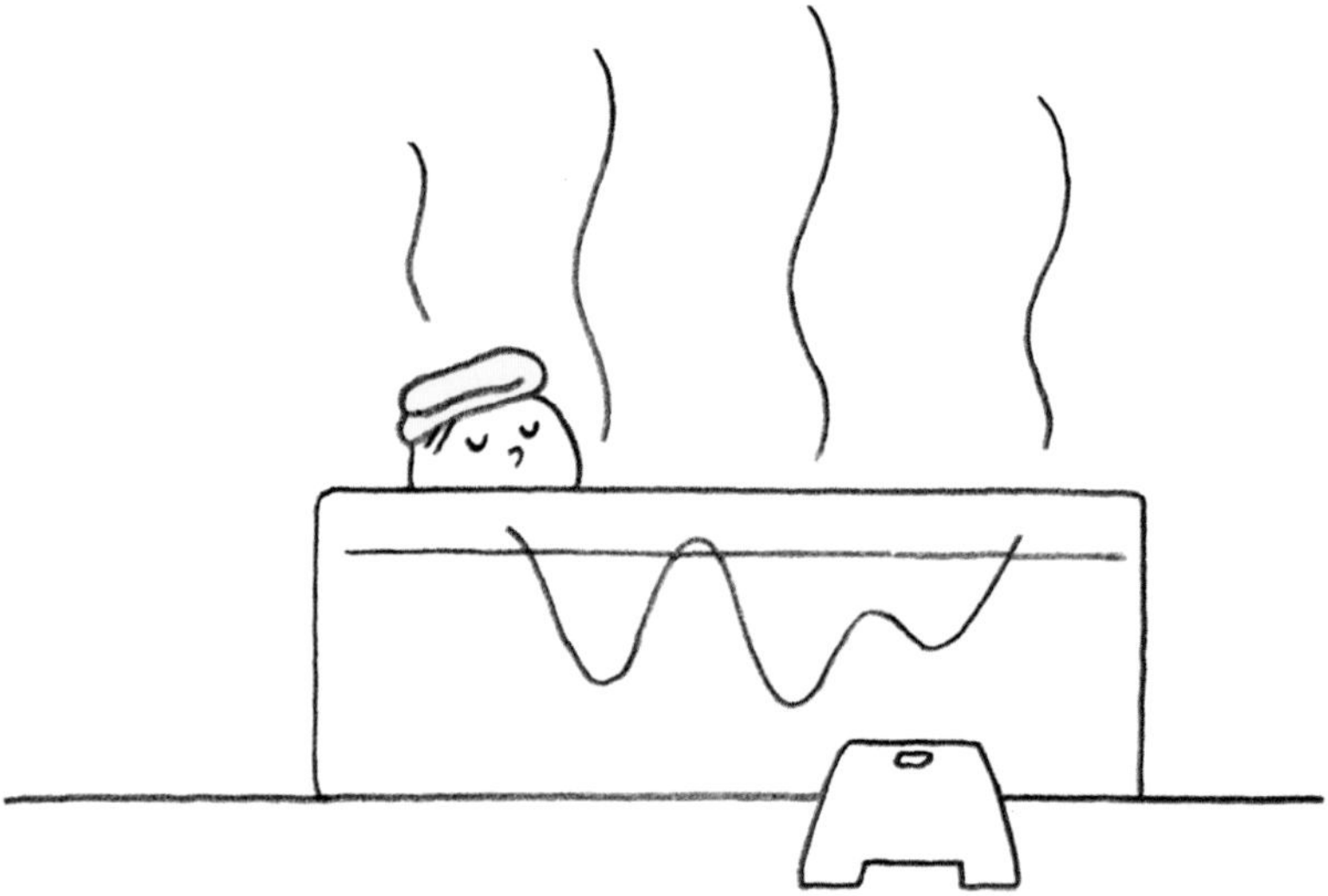

39〜40度のお湯に、肩まで5分間浸かります。湯の温度が41度以上になると交感神経を刺激してしまうので、ぬるま湯にのんびりと浸かるのが基本です。ふぅ〜っと深い呼吸とともに体の緊張もほぐれ、全身がリラックスしていくのと同時に滞っていた血流も流れやすくなっていきます。

お湯の温度は
39~40度

②半身浴 10 分

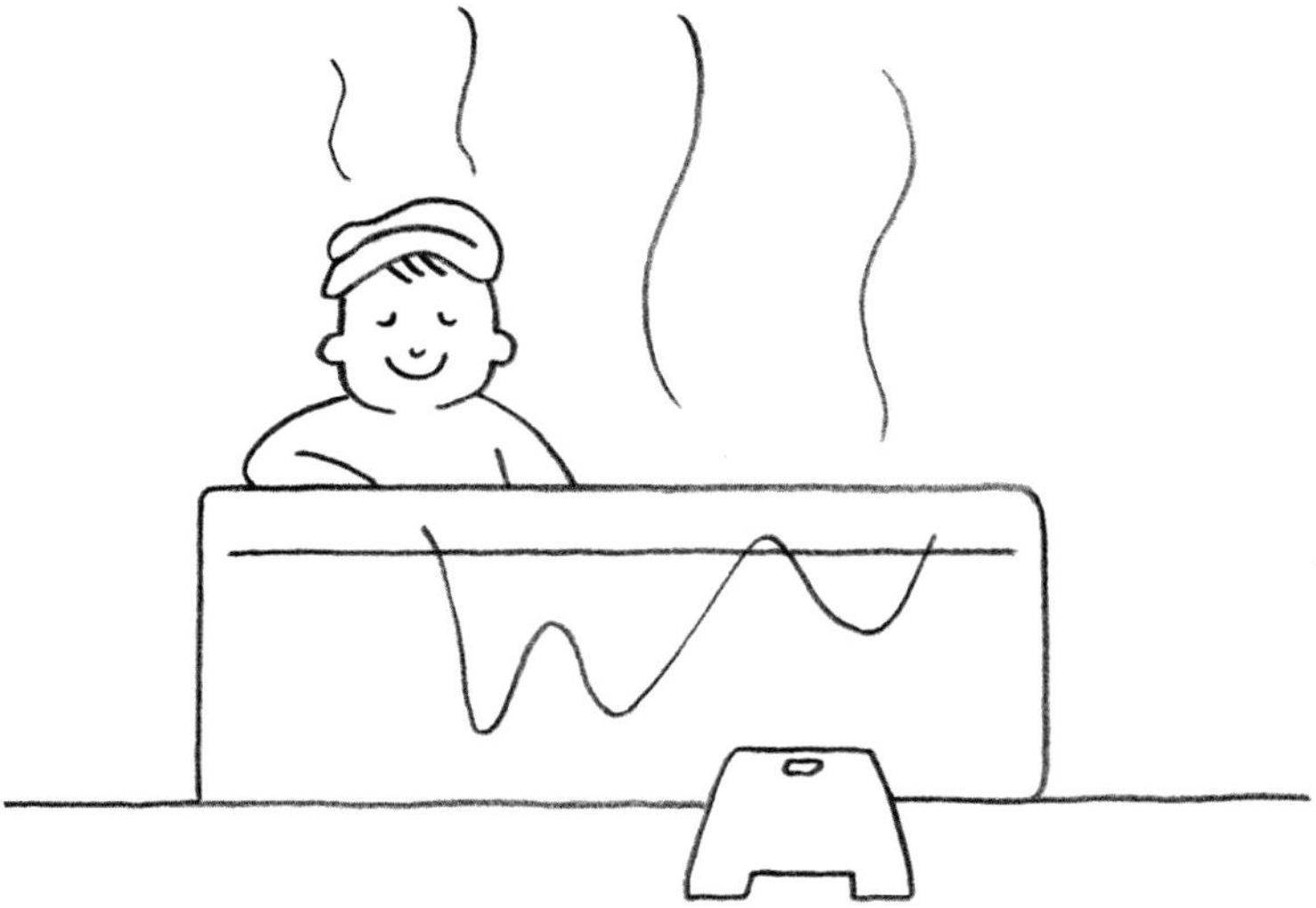

みぞおちあたりまで湯船に浸かる半身浴を 10 分。じわじわとしっかり体を温めることで深部体温が上昇します。その後、体温が下がることで眠気を感じ、寝つきがよくなります。寝つきがよくなれば睡眠の質もアップするので、よく眠るためにもこの入浴法を続けましょう。風呂上がりの水分補給もお忘れなく！

デジタルデトックスで眠りの質を上げる

　太陽が昇ったら起きて、日が沈んだら眠る準備に入る。これが、長い人類の歴史の中で、体に刻まれてきた生体リズムです。しかし現代は、夜になってもスイッチひとつ、かけ声ひとつで明かりをつけることができます。

　煌々と明かりのついた部屋では、リラックスモードの副交感神経は活性化しにくい。それはなんとなくイメージできますよね。できれば夕方以降、特に夕食を食べ終えたら部屋の明かりを少し暗めにするなど、環境から眠りをサポートしていくこともとても大事です。

寝つけない、熟睡できない、疲れが取れないを解消

現代人にとって、眠りを妨げる最大の要因となっているのが、スマホやタブレットでしょう。ニュースをチェックしたり、動画を視聴したり、読書をしたり。夜のリラックスタイムだからこそできる時間の使い方とも言えますが、切り上げるタイミングを決めずに、眠る直前までずるずると見続けてしまうことが問題です。

スマホやタブレットが発するブルーライトの光はエネルギーが強く、脳は今が昼間だと錯覚をします。すると、眠りに必要なメラトニンというホルモンの分泌量が減って寝つきが悪くなり、それにともなって眠りの質も落ち、当然、寝てもすっきりしないということが起こります。ただでさえ、加齢によってメラトニンの分泌量は減っているので、そこに追い討ちをかけてしまうことになります。

メラトニンは眠りを誘うだけではなく、細胞の新陳代謝を促す働きもあるため、分泌量が少ないと睡眠中の体の修復もうまくいかず、寝ても疲れが取れない原因にもなります。遅くとも、寝る30分前にはデジタル機器の電源をオフにする習慣をもちましょう。

就寝前のタイムスケジュール

ここでは午後 11 時に眠るケースを想定して、タイムスケジュールを組みました。ご自身の就寝時間に合わせて、夜のルーティーンを組み立てる際にお役立てください。

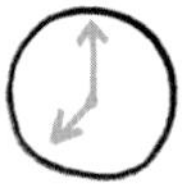

7：00
夕食

遅くとも、寝る 3 時間前に食べ終わるようにするのが理想的。もう少し早い時間に設定しても問題ありません。洗い物などを済ませたら、部屋の照明も少し暗めにするなどして、リラックスモードに切り替えていきます。

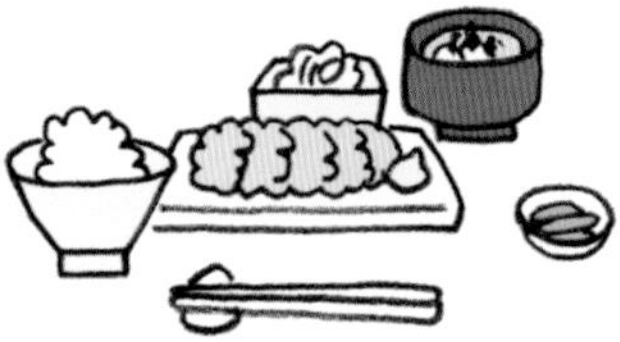

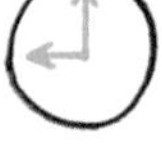

9：00
入浴

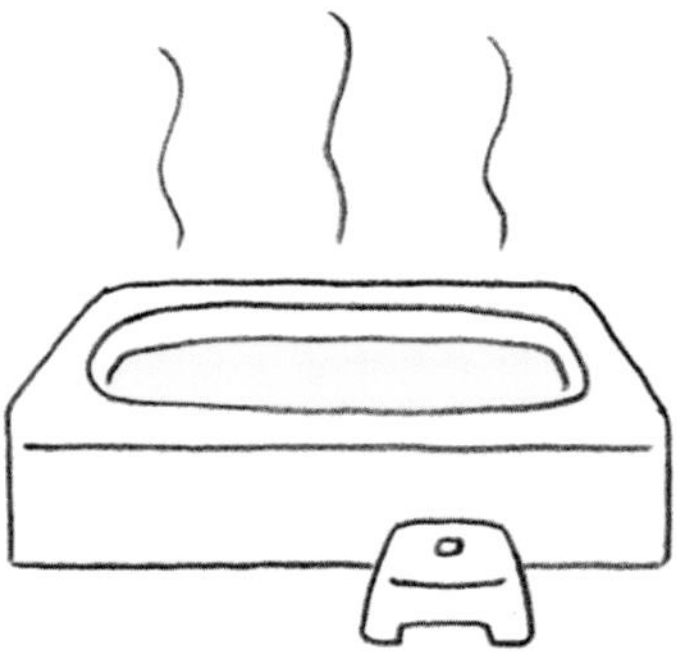

寝る 1 時間半〜 2 時間前を目安に入浴しましょう。入眠しやすくなる入浴法については、120 ページを参考にしてください。お風呂上がりには、コップ 1 杯のお水を飲みましょう。

10：00
スマホはオフ／3行日記を書く

寝る30分〜１時間前になったら、スマホやテレビの電源を切り、部屋の明かりを暗めにして寝るモードに切り替えます。3行日記を書いて１日に区切りをつけ、副交感神経を高めていきましょう。

11：00
就寝

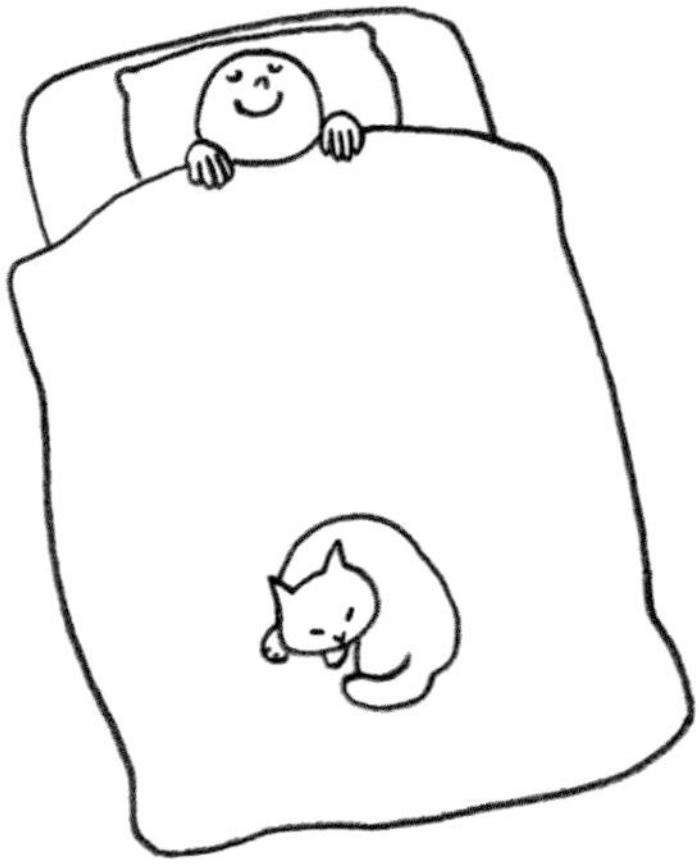

今日１日に感謝をして、ゆっくり眠りましょう。なかなか寝つけない夜は、指の腹でそっと優しく、顔をトントンとタッピングしてみてください。副交感神経が刺激されて眠りやすくなりますよ。

おわりに

先日、高校の同窓会でスピーチをする機会がありました。いろいろ話した中で、多くの人の心に残ったのは、「人が死ぬときは畳一畳」という言葉だったようです。これは決して、ネガティブな意味ではありません。

人は年を重ねるほどに、頑固になる一面がありますよね。「これは高価だから捨てられない」「あんなのおもしろいわけがない」などのように、思い込みや決めつけで新しい可能性を排除しながら生きるのではなく、「どうせ死ぬときは畳一畳なんだから、今の自分を縛り付けているものとはお別れをして、これからの人生をより楽しくしていきましょう」という意味を込めたメッセージなのです。

本書にも、このメッセージにつながるような言葉をたくさんちりばめたつもりです。自律神経をよく保つことで前向きな気持ちを取り戻し、この先の5年10年をどう楽しむかを考え、気力も体力も充実させて1日1日を笑って生きる。

人生の後半戦は、勝敗の決まった消化試合ではありません。せっかく与えられた命なのですから、最後の瞬間まで、逆転満塁ホームランの可能性を信じながら、わくわくとした日々を過ごしていきましょう！

小林弘幸

著者

小林弘幸　こばやし ひろゆき

順天堂大学医学部教授。日本スポーツ協会公認スポーツドクター。1960年、埼玉県生まれ。87年、順天堂大学医学部卒業。92年、同大学大学院医学研究科修了。ロンドン大学付属英国王立小児病院外科、トリニティ大学付属医学研究センター、アイルランド国立小児病院外科での勤務を経て、順天堂大学小児外科講師・助教授を歴任。自律神経研究の第一人者として、プロスポーツ選手、アーティスト、文化人へのコンディショニング、パフォーマンス向上指導に関わる。また、順天堂大学に日本初の便秘外来を開設した"腸のスペシャリスト"でもあり、みそをはじめとした腸内環境を整える食材の紹介や、自律神経と腸を整えるストレッチの考案など、様々な形で健康な心と体の作り方を提案している。『医者が考案した「長生きみそ汁」』『結局、自律神経がすべて解決してくれる』(アスコム)などの著書のほか、「世界一受けたい授業」(日本テレビ)などメディア出演も多数。

70歳からの人生を豊かにする

不調がどんどん消えていく　自律神経の整え方

著　者　小林弘幸
発行者　高橋秀雄
編集者　白神あゆ子
発行所　**株式会社 高橋書店**
〒170-6014 東京都豊島区東池袋3-1-1 サンシャイン60 14階
電話　03-5957-7103

ISBN978-4-471-03266-1